眼病防治科普丛书

总主编 姜彩辉

近视手术
常见问题解答

主编 韩贤奎

郑州大学出版社

图书在版编目(CIP)数据

近视手术常见问题解答 / 韩贤奎主编. -- 郑州：
郑州大学出版社, 2025.5. --（眼病防治科普丛书）.
ISBN 978-7-5773-0795-4

Ⅰ. R779.6-44

中国国家版本馆 CIP 数据核字第 2025LC9136 号

近视手术常见问题解答
JINSHI SHOUSHU CHANGJIAN WENTI JIEDA

策划编辑	李振川	封面设计	苏永生
责任编辑	董 珊	版式设计	苏永生
责任校对	张彦勤	责任监制	朱亚君

出版发行	郑州大学出版社(http://www.zzup.cn)
地 址	河南省郑州市高新技术开发区长椿路 11 号(450001)
发行电话	0371-66966070
经 销	全国新华书店
印 刷	河南文华印务有限公司
开 本	890 mm×1 240 mm 1 / 32
印 张	5.25
字 数	130 千字
版 次	2025 年 5 月第 1 版
印 次	2025 年 5 月第 1 次印刷

书 号	ISBN 978-7-5773-0795-4	定 价	75.00 元

总主编简介

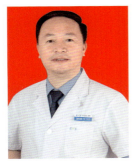

姜彩辉,眼科主任医师,医学博士,哈佛大学医学院博士后,硕士研究生导师。原中国人民解放军空军总医院眼科主任,现任爱尔眼科医院集团河北省区常务副总院长。1991年毕业于解放军第四军医大学医疗系,2005年在解放军军医进修学院获得博士学位。2004年由卫生部选派赴日本大阪大学医学院访问留学。2005—2008年赴美国哈佛大学医学院Schepens眼科研究所做博士后访问学者,从事视网膜干细胞移植研究、治疗视网膜变性疾病及青光眼视神经保护新疗法研究。

学术任职:现任爱尔眼科医院集团眼底病学组专家委员会委员,中国老年医学会眼科学分会委员,中国非公立医疗机构协会眼科专业委员会第二届委员会委员,国家自然科学基金委员会评审专家,北京市科学技术委员会评审专家,北京市医学会鉴定专家。曾任中国人民解放军眼科专业委员会常委,中国人民解放军眼科专业委员会眼底病学组副组长,北京市医学会眼科专业委员会常委。先后担任10余种杂志编委及审稿人。

专业特长:长期从事临床、教学、科研及保健工作,主要擅长视网膜脱离、糖尿病增殖性视网膜病等复杂玻璃体视网膜疾病、复杂眼外伤、白内障、青光眼等眼科疾病的临床诊断及手术治疗。

学术成就:先后承担国家自然科学基金面上项目1项,"973"国家重大科学研究项目分课题1项。主编专著1部,副主编专著1部,副主译专著1部,参编其他专著4部。发表论文70余篇。其中1篇获《中国神经再生研究(英文版)》优秀论文一等奖,1篇获美国视觉及眼科学会颁发的"国际旅行奖学金"。

个人荣誉:先后获得军队科技进步奖二等奖2项,军队医疗成果二等奖2项,军队科技进步奖三等奖2项。

主编简介

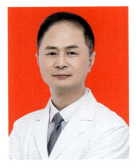

韩贤奎,眼科副主任医师,石家庄爱尔眼科医院副院长。1993年毕业于河北医科大学临床医学系,师从河北省著名眼病专家廖菊生、崔模、周以浙、卞振英等。历任石家庄市第四医院眼科主任、石家庄市第六医院眼科主任。

学术任职:现任爱尔眼科医院集团屈光学组委员,爱尔眼科医院集团河北省区屈光学组组长,爱尔眼科医院集团飞秒激光、全飞秒激光及有晶状体眼后房型人工晶状体植入手术考核专家及手术带教老师,河北省眼科学会眼视光学组委员,石家庄市眼科学会常务委员,河北省中西医结合学会眼科专业委员会委员等。

专业特长:长期从事角膜屈光手术和眼内屈光手术治疗近视工作,知识全面,主要擅长全飞秒激光手术、飞秒激光辅助的准分子激光原位角膜磨镶术及有晶状体眼后房型人工晶状体植入手术等,同时擅长角膜交联治疗圆锥角膜等。

学术成就:1995年开始从事准分子激光治疗近视工作,是我国早期从事角膜屈光手术的医生之一。于2012年在石家庄首先开展飞秒激光手术,2015年在河北省最早开展全飞秒激光手术,并且是河北省有晶状体眼后房型人工晶状体植入手术手术量最大的眼科医生,至今已完成各种屈光手术数万例。中央电视台《公益的力量》栏目特邀访谈嘉宾。参与编写专著《眼科功能影像检查》,发表SCI论文1篇、其他专业论文10余篇。

个人荣誉:获第一届华北全飞秒大师赛亚军、手术质量卓越奖,连续3年获爱尔眼科医院集团优秀带教老师奖。

编者名单

主　编　韩贤奎

副主编　申景然　李翠霞

编　委　韩贤奎　申景然　李翠霞

　　　　　张炜婧　段嘉欢　郑君君

　　　　　江慧娟　焦　研　赵　晨

　　　　　蒋忠丽　程　嘉　董丽洁

　　　　　郑新宇　安雪娇　周艺娜

　　　　　薛舒喆　高　玉　焦彦茹

　　　　　齐　称　于海燕　王　萍

　　　　　白俊丽

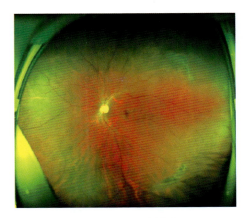

彩图 3-1　眼底检查

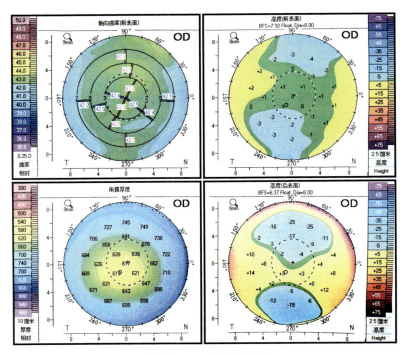

彩图 3-2　角膜地形图

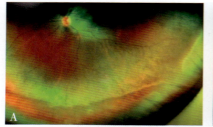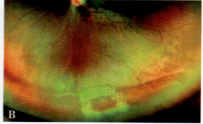

彩图3-3　视网膜裂孔(A、B)

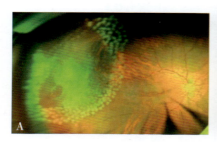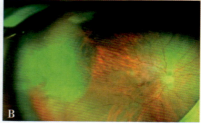

彩图3-4　视网膜脱离(A、B)

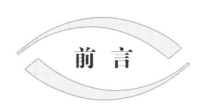

前　言

　　随着科技的发展,电子产品深入我们的生活,近视的发病率越来越高,目前近视已成为影响眼健康的一个重要因素。由于配戴眼镜可引起多种不便,越来越多的近视患者选择通过近视手术来摘掉眼镜。经过几十年的发展,近视手术种类繁多,适应证和禁忌证各有不同,人们对近视手术相关知识多一知半解。为使广大近视患者及其家属和普通读者对近视手术有一个全面的了解,石家庄爱尔眼科医院屈光手术科的一线医、护、技专家特撰写了这本科普读物。

　　本书以浅显易懂的问答形式,解答了广大近视患者所关心的问题,包括近视的基本知识,近视手术的各种方式,各种近视手术的原理和治疗方法,各种近视手术的优点、缺点和适应人群,近视手术的相关检查和流程,术前、术中、术后的注意事项,围手术期的用药和护理等。在本书中,我们将长期的临床经验总结为浅显易懂的语言,向大众普及眼保健知识,以期与近视患者共同参与眼健康活动,同时,指导大众合理用眼、健康用眼,预防和减少因眼疾病导致的视功能损害。本书共分 6 个专题 100 个问答,内容翔实,科学实用,专业而兼具趣味性,是广大近视患者及其家属和普通读者了解近视、预防近视、治疗近视的必备科普读物。

　　本书的出版获得了石家庄市科学技术局"科学技术普及和技

术创新专项基金"资助,项目编号为211200115A,在此表示由衷的感谢。

"关注普遍的眼健康"是2024年爱眼日的主题,每个人都是自己健康的第一责任人。

医学总是在不断努力的探索和追求进步的路上前进,医学理论也随着研究的深入而不断更新,由于作者水平有限,书中难免有挂一漏万之处。恳请广大读者不吝赐教,给予补充和订正,以便更好地科普眼科保健知识,助力"人人享有眼健康"的健康中国战略!

韩贤奎

2024年7月16日

"眼病防治科普丛书"视频授权书

目 录

一、了解近视和其他屈光不正疾病的基本知识

1 什么是近视?

　　近视是生活中经常会听到的一个词,上到四五十岁的中年人,下到十几岁的青少年,好像都与"近视"这个词息息相关,那么,到底什么是近视呢? 这就要从眼睛的结构开始讲起。

　　俗话说"眼睛是心灵的窗户",眼睛是人们用来观察事物、了解世界的通道。可以把眼睛比作一个很精密的相机,眼皮就可以看作保护"镜头"的"镜头盖","镜头盖"之后是角膜和晶状体两个"镜头",角膜就是生活中常说的眼角膜,角膜是眼部结构中最重要的组成部分,它是眼睛最外层中央位置的透明薄膜,可以保护眼球,同时,角膜也具有强大的屈光性质,是一种重要的屈光介质。外界光线进入眼球,第一步就是要通过角膜进行折射,这也是近视可以通过角膜重塑进行矫正的原理。晶状体就是大家常听说的老年人会得白内障的部位,呈双凸透镜状,位置在眼球里面,在相当于光圈的可以伸缩调节的瞳孔后面,也是眼内非常重要的屈光介质,起到变焦镜头的作用。眼睛的这两个"镜头"需要协同工作,一起折射光线,才能把光线通过果冻一样的玻璃体,折射到"底片"——眼底的视网膜上。以上就是眼睛的部分结构。

　　从理论上来讲,近视是指人们的眼睛在调节松弛状态下,平

行光线经过眼的屈光系统的折射后,远处的物体不能在视网膜汇聚,而在视网膜之前形成焦点,因而造成眼睛能看清近物却看不清远物的症状。通俗来说,近视就是指人们的眼睛远视力下降,而近视力正常的现象。那么,怎么知道自己的眼睛是不是近视了呢? 近视在日常生活中可以表现为看远处模糊,看近处清楚。早期远视力常有波动,比如小孩子可以表现为上课时看不清黑板上的字,看远处时出现歪头、眯眼睛等;青年人或中年人近视可表现为开车时看不清远处的车牌号,看手机、看书时习惯拿到很近的地方,此外,早期近视还会经常表现为看一会儿书便觉得眼睛酸涩、发胀、头晕、头痛,这便是视疲劳。近视度数较高的患者,除了看远处不清楚外,还会出现夜视力差,也就是晚上看东西较白天更为模糊,还有一部分患者眼前会出现飘动的小黑影,像蚊虫一样随着眼球转动而飘动,即飞蚊症。也有一部分患者会出现看东西有光晕、闪光感等症状(图1-1)。

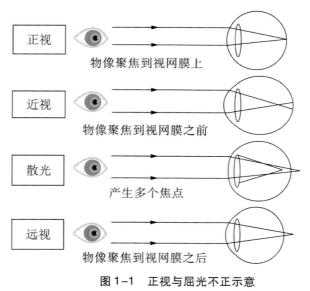

物像聚焦到视网膜上

物像聚焦到视网膜之前

产生多个焦点

物像聚焦到视网膜之后

图1-1 正视与屈光不正示意

② 人们为什么会近视?

目前,随着电子产品的普及,近视的发病率已经越来越高了,根据流行病学调查显示,中国青少年近视的发病率居世界第一。那么为什么会出现近视呢?

(1)根据屈光成分分类

根据屈光成分,可以将近视分为两大类。①屈光性近视:屈光性近视是指眼轴长度正常或基本在正常范围内,主要是由于角膜或者晶状体等屈光介质曲率增大,为一时性或永久性。这种近视可见于白内障、圆锥角膜、受外伤后导致角膜或晶状体曲率改变等情况。②轴性近视:轴性近视是指角膜和晶状体的曲率正常,而眼轴长度增大,超出正常范围,也就是生活中常说的近视。正常成年人眼轴长度一般是 24 mm,眼轴每延长 1 mm,屈光度数增长约 300 度。轴性近视的病因和发病机制极为复杂,包括先天性、后天性、发育等因素,好发于近距离用眼工作者、有近视家族史者。照明不足、阅读距离近、字号小、背景光弱、饮食不平衡、偏食、喜食过甜食物、电子产品使用频繁等,均可以导致近视的发生、发展。

(2)根据病因分类

从病因上来讲,近视主要可以分为三大类。①单纯性近视:是生活中最常见的近视,一般认为这类近视的发生与遗传和环境均有关系,环境因素主要包括较长时间近距离地用眼或用眼过度,比如阅读距离近、阅读背景暗、字号小、电子产品使用频繁,还包括一些生活习惯方面,如更喜好甜食、不经常户外运动等。单纯性近视通常起自青少年时期,成年后随着发育的停止逐渐趋于稳定。②病理性近视:一般指近视时间较早,度数较高,并容易发生明显的眼底变性及其他并发症的近视,如近视萎缩斑、豹纹状眼底、黄斑出血、视网膜变性、玻璃体后脱离等,病理性近视主要是以遗传因素为主。③假性近视:主要见于用眼过度引起的睫状肌调节紧张,导致了暂时性的近视,在充分放松的情况下,产生的近视度数可以降低。

（3）根据度数分类

根据度数,可以将近视分为三大类。①轻度近视:屈光度<-3.00 D,主要是指度数小于300度的近视,这类患者近视较轻,大多是验配过眼镜但不常戴,仅在办公或开车时配戴,更有低度数的患者认为无须配戴眼镜也不影响正常生活,故不予矫正。②中度近视:屈光度-3.00~-6.00 D,主要是指度数在300~600度的近视,此类患者通常需长时间配戴框架眼镜,也有部分患者为了美观改为配戴角膜接触镜来进行矫正,否则会影响其正常生活。③高度近视:屈光度>-6.00 D,主要是指度数大于600度的近视,这类患者日常生活中几乎无法离开眼镜,并且可以观察到他们的眼镜片是非常厚的。此时由于度数较高,近视通常进展较快,常会出现相应的眼底改变,如后巩膜葡萄肿、豹纹状眼底、黄斑劈裂、黄斑出血,严重者还会出现视网膜裂孔及视网膜脱离,如果出现出血或者视网膜脱离,患者的视力便会急剧下降,并且通过配戴眼镜或做近视手术无法进行矫正,此时应去医院眼底科进行诊断并治疗。

3 什么是远视?

近视是看近清楚,看远模糊;那么远视是不是看远清楚,看近模糊呢? 其实不是这样的,远视是一种眼睛的近视力和远视力均下降的现象。眼睛在调节放松的状态下,平行光线经眼的屈光系统的折射后,远处的物体不能在视网膜汇聚,而在视网膜之后形成焦点,因而造成眼睛视远物看不清、视近物更不清晰的症状。早期远视患者远视度数较低时,患者由于看东西不清楚,便会动用自己眼睛的调节能力,使光线聚焦在视网膜上从而获得清楚的视力,但是过于频繁的动用眼睛的调节能力会产生视疲劳的症状,所以远视的人视疲劳的症状更为普遍。引起远视最常见的原因主要是轴性远视,即眼的前后轴短于眼轴的正常范围,在出生时人的眼轴平均约为 17.3 mm,所以出生时几乎都是远视。因此,婴儿的远视眼是生理性的,也就是人们常说的远视储备,在这之后,随着婴儿身体的发育,眼睛也逐渐发育,眼的前后轴也慢慢增长,等到眼球停止发育时,人眼应当是正视或接近于正视,如果幼儿的远视储备提前用完,就会导致近视的发生。有些人在眼睛的发育过程中,由于环境因素和遗传因素的影响使眼球停止发育,眼球轴长不能达到正常眼轴的长度,便成了远视。远视患者的眼轴变短的程度并不会很大,很少超过 2 mm。按照眼的屈光学计算,每缩短 1 mm,约代表 300 度的屈光改变,因而超过 600 度的远视是非常少见的,近视手术能矫正的远视范围也是 600 度以内的。除了生理性远视,轴性远视还可见于病理情况,如眼球后新生组织、眼肿瘤、炎症肿块等,压迫眼球使眼轴变短。和近视一样,远视也还有一种曲率性远视,是眼球的屈光介质屈光力变小导致的。其中以角膜和晶状体的屈光力变化最为常见,比如先天性的平角膜,或者外伤或角膜疾病导致角膜变平;或者随年龄增长晶状体所发生的生理性变化或糖尿病患者在治疗中引起的晶状体病理性变化所造成,受外伤后晶状体向后脱位或者缺失也可产生远视。

远视根据度数分为以下几类。①低度远视:<+3.00 D,大部分可以通过调节力进行代偿,所以一般不影响视力。②中度远视:+3.00~+5.00 D,开始出现视物模糊,并伴有视疲劳,过度调节还会出现内斜视。③高度远视:>+5.00 D,视物非常模糊,且无法通过调节代偿。

4 什么是散光?

散光是指平行光线进入眼内后,由于眼球在不同子午线上屈光力不同,不能聚集于一点(焦点),也就不能形成清晰的物像,因而出现视物模糊、重影的症状。散光一般可由角膜或晶状体产生。临床上,散光分为规则散光和不规则散光。散光最大屈光力和最小屈光力主子午线相互垂直者为规则散光。规则散光从轴向上又可以细分为顺规散光、逆规散光和斜向散光。规则散光根据各子午线的屈光状态又分为单纯近视散光、单纯远视散光、复合近视散光、复合远视散光及混合散光。不规则散光是指眼球的屈光状态不但各径线的屈光力不相同,在同一径线上各部分的屈光力也不同,没有规律可循,不能形成前后两条焦线,也不能用柱镜片矫正,多见于一些病理性变化,比如圆锥角膜、角膜斑翳或晶状体疾病等所致角膜或晶状体屈光面不规则所致。散光的诱因往往是一些不好的用眼习惯,例如躺着、趴着看书、看电子产品,斜眼或眯眼看东西。轻度散光一般不会影响视力,如果影响视力,可以通过配戴眼镜、硬性角膜接触镜或者行近视手术进行矫正。普通镜片只能矫正规则散光;而不规则散光可以采用硬性角膜接触镜或近视手术来矫正,效果较好。由于大部分近视和散光都是由不良的用眼习惯导致的,所以很多人会认为近视和散光是一样的,其实并不是。

5 什么是弱视?

单眼或双眼最佳矫正视力低于相应年龄正常儿童,且眼部检查无器质性病变称为弱视。其主要是由于视觉发育期内单眼斜视、屈光参差、高度屈光不正以及形觉剥夺等异常视觉经验引起的。

（1）斜视性弱视

斜视性弱视是指斜视发生后,两个眼睛不能同时注视指定目标,同一物体的物像不能同时落在两眼视网膜的对应点上,斜视眼睛的黄斑中心凹接受的不同物像(混淆视)受到抑制,导致斜视眼睛最佳矫正视力下降,从而引起了弱视。单眼斜视更易发生弱视;交替性斜视时因为两眼存在交替注视和交替抑制,其抑制是暂时的,所以不易形成弱视。内斜视一般发病较早,经常发生在双眼单视功能形成之前,所以弱视易发生。外斜视一般发病较晚,而且外斜视被矫正之后更易恢复双眼单视功能。斜视性弱视是斜视的后果,如果斜视可以早些治疗,弱视是完全可以矫正的,所以斜视性弱视是可逆的,预后较好。但斜视发生得越早,弱视程度越深,如不及时治疗,治愈的可能性就很小。

（2）屈光不正性弱视

屈光不正性弱视多见于中度远视、高度远视、近视及散光,由于在视觉发育的关键期(出生至 3 岁)及敏感期(6 岁之前),没有给予正确的验光配镜,视网膜上的物像始终是模糊不清的,大脑中枢长期接受这种模糊的刺激,久之便可形成弱视。这种弱视由于两眼视力相等或接近,没有双眼融合障碍,不引起黄斑深度抑制,故在配戴合适眼镜后,两眼视力均会提高,是弱视治疗效果中最好的一种。

（3）屈光参差性弱视

屈光参差性弱视是指由于双眼屈光度不等而导致的弱视。由于双眼屈光参差太大,落在两眼视网膜上的物像清晰度和像的大小均不等,视中枢易于接受物像较清晰的一只眼的视觉传导,而抑制来自屈光不正较大的眼球的物像,久而久之屈光度较高的一只眼的物像被抑制而形成弱视。即使两眼的屈光不正完全矫正,但两眼视网膜上形成的物像大小不等,所以屈光参差性弱视的形成是两眼视网膜物像不等,视中枢融像困难所出现的主动性抑制屈光不正度数较高的一只眼物像传导的结果。近视性屈光参差不易形成弱视,因为患者常用近视程度较轻的一只眼视远,用近视程度较重的一只眼视近。他们的注视性质一般为中心注视或旁中心注视,经屈光矫正后视力都能提高,但如果屈光参差太大,双眼出现明显的不等视,视中枢很难将双眼视网膜物像融合,不能形成双眼单视,则近视程度较重的一只眼形成弱视。

(4)形觉剥夺性弱视

形觉剥夺性弱视是指在婴幼儿视觉发育的关键期由于角膜病、先天性白内障、完全性上睑下垂及患眼病而进行遮盖治疗时所引起的弱视。因为它是发生在婴幼儿视觉发育的关键期,会对视力造成极其严重的损害。因此必须强调尽早去除剥夺因素,尽早进行弱视治疗,否则这种弱视将成为不可逆的。

(5)先天性弱视

先天性弱视的发病机制尚不清楚。新生儿因急产、难产、助产等易发生视网膜黄斑部、视路出血,由此可能影响视功能的正常发育而导致弱视。

预防是应对弱视的最佳方法。

6 什么是老视?

老视即我们常说的"老花眼",一般出现在 40~50 岁,平时习惯近距离用眼工作的人往往会更早发病。老视是由于年龄增长导致的生理性的眼睛调节能力降低,是一个正常的生理现象。随着年龄的增长,我们眼睛的晶状体逐渐变硬,弹性变小,眼睛肌肉的功能也逐步减退,从而引起眼睛调节功能降低。老视的主要表现为视近困难患者会逐渐发现在往常习惯的工作距离阅读,看不清楚小号字,与近视患者相反,老视患者会不自觉地将头后仰或者把书报拿到更远的地方才能把字看清,而且所需的阅读距离随着年龄的增加而增加。患者阅读时需要更强的照明度,其晚上看书时眼睛会不舒适是因为晚上灯光较暗,照明不足不仅使视分辨阈升高,也使瞳孔散大,由于瞳孔散大在视网膜上形成较大的弥散圈,因而使老视的症状更加明显。随着年龄的增长,患者即使在白天从事近距离用眼工作也易于疲劳,所以老视的人晚上看书喜欢用较亮的灯光。患者有时把灯光放在书本和眼的中间,这样不但可以增加书本与文字之间的对比度,而且还可以使瞳孔缩小。但是灯光放在眼前必然造成眩光的干扰,这种干扰光源愈接近视轴,对视力的影响就愈大。有些老人喜欢在阳光下看书,就是这个道理。视近不能持久调节不足就是近点逐渐变远,经过努力还可看清楚近处物体。如果这种努力超过限度,引起睫状体的紧张,再看远处物体时,由于睫状体的紧张不能马上放松,因而形成暂时近视。再看近处物体时又有短时间的模糊,此即调节反应迟钝的表现。当睫状肌的作用接近其功能极限,并且不能坚持工作时,就会产生疲劳。因为调节能力减退,患者要在接近双眼调节极限的状态下近距离用眼工作,所以不能持久。同时由于调节集合的联动效应,过度调节会引起过度的集合,这也是产生不舒适的一个因素,故看报易串行,字迹成双,最后无法阅读。某些患者甚至会出现眼胀、流泪、头痛、眼部发痒等视疲劳症状。老视最主要、最便捷的治疗方法就是配戴合适的老视眼镜。老视患者的不适感觉因人而异,因为它与个人基础屈光状态、用眼习惯、职业及爱好等因素都有关(图1-2)。例如,一位从事近距离精细工作者对老视的主观感觉就会比以观看远距车辆和交通灯为主要任务的交通警察强烈得多。

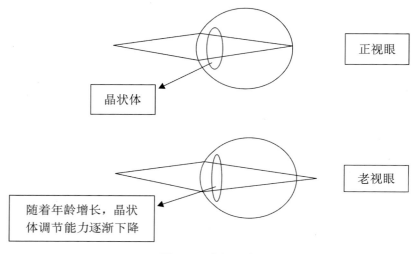

图 1-2 老视示意

（韩贤奎　赵　晨）

眼睛还有哪
些"配件"

眼睛是如何
看见的

孩子眼睛看不
清？不一定是
近视，也有可能
是弱视

近视也分"真"
和"假"

高度近视有
可能致盲吗

二、了解近视手术的相关知识

7 近视有哪些矫正方法?

矫正近视的方法有配戴框架眼镜、配戴角膜接触镜、角膜激光手术、有晶状体眼后房型人工晶状体(implantable collamer lens, ICL)植入手术等。

（1）配戴框架眼镜

配戴框架眼镜就是选择适当的凹透镜,使其焦点距离刚好与眼的远点距离一致,则平行光线被凹透镜发散后,焦点后移,正好落在视网膜上。近视时配戴眼镜可提高视力,促使调节与集合平衡,消除视疲劳,降低屈光参差,利于改善双眼视功能。

（2）配戴角膜接触镜

角膜接触镜亦称隐形眼镜,矫正原理与框架眼镜基本相同,不同之处为角膜接触镜与角膜直接接触,使得镜片到角膜顶点的距离缩短,减少了框架眼镜所致的像放大率问题等。但由于镜片与角膜、结膜、泪膜等直接接触,容易影响眼表正常生理功能。

（3）角膜激光手术

目前的角膜激光手术分为准分子激光手术及飞秒激光手术,飞秒激光手术又分为半飞秒激光手术和全飞秒激光手术。半飞秒激光手术其实是一种飞秒激光和准分子激光相结合的双激光手术,第一步要用飞秒激光制作一个薄薄的角膜瓣,第二步是在角膜瓣下用准分子激光进行角膜切削,去掉一个"凸透镜",使其形成凹透镜的效果,从而达到治疗近视的目的。全飞秒激光手术就是通过飞秒激光在角膜基质层切削一个"凸透镜",然后通过一个小切口把"透镜"取出,达到矫正近视的目的。这两种手术都是目前主流的近视手术,痛苦小,恢复快,安全、可靠。

(4)有晶状体眼后房型人工晶状体植入手术

这是一种微创、可逆的手术,是在眼内植入一个小小的"隐形眼镜",来代替常用的框架眼镜,这种手术不切削角膜,保留了角膜的完整性,不需要每天摘戴,有晶状体眼后房型人工晶状体是可以永久放在眼内的一种镜片。这种镜片还有防紫外线功能,因此患者不需要配戴太阳镜,非常方便(图2-1)。

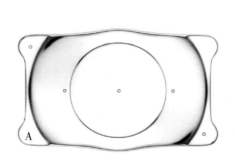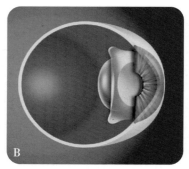

A. 有晶状体眼后房型人工晶状体;B. 人工晶状体植入位置示意。

图2-1　有晶状体眼后房型人工晶状体植入手术

8 近视手术能彻底治疗近视吗?

近视可以通过近视手术来提高视力,但是不能彻底治疗好,因为近视所导致的眼部结构和眼底改变是没有办法治疗的,如眼轴增长、视网膜变薄等,近视手术只能改变角膜的屈光状态,手术后还得注意健康用眼,避免眼部过度疲劳后出现度数增高。目前所有的治疗手段都是进行近视的矫正，提高患者的远视力。不论是框架眼镜还是角膜接触镜或者近视手术，都是使外界物体能清晰成像在视网膜上，使我们看得清晰。框架眼镜是把眼镜架在鼻梁上，角膜接触镜是把眼镜做成一个小镜片贴在角膜表面，角膜激光手术就是在角膜上磨出一副"凹透镜眼镜"，人工晶状体植入手术就是把特殊定制的一枚"隐形眼镜"放在眼睛里面。近视手术只是改变了屈光状态，并没有改变眼轴长短，也没有改变近视眼睛的眼底等。因此术后一定要按时复查，遵医嘱用药，遵守术后注意事项，以便发现并发症及时处理。

⑨ 近视手术能控制近视度数增长吗？

从 20 世纪八九十年代出现的准分子激光手术，到近年新兴的飞秒激光手术以及有晶状体眼后房型人工晶状体植入手术，近视手术已经帮助中国成千上万的近视患者恢复清晰视力。但是，许多人因为对近视手术缺乏了解而担心，甚至产生一些误区，例如担心术后视力会反弹，迟迟不敢手术。首先，我们要清楚一件事情。从手术原理来说，角膜激光手术是根据你需要矫正的近视度数，在保证足够安全的前提下，切削掉相应厚度的角膜，术后切削掉的角膜并不会再生长出来。有晶状体眼后房型人工晶状体植入手术是通过植入人工晶状体来矫正屈光不正的手术，它是一种无须去除角膜组织、不破坏眼球结构的矫正方式。所以，已经矫正的度数并不会反弹。但为什么又有人说自己的近视又反弹了呢？常见的原因有以下几点。

（1）不科学的用眼习惯

例如有些人经常通宵熬夜打游戏，不论是否手术，都有可能出现近视加深的风险。所以只要在术后遵从医嘱，合理用眼，定期复查，基本不会出现视力回退的风险。

（2）部分患者术前本身近视度数不太稳定

这类患者的近视度数每年都会增长，近视手术并不能阻止近视度数增长。这也是为什么所有近视手术都要求近视度数稳定了才能做手术。

（3）白内障或老视

做完近视手术后，年老以后照常会和正常人一样，出现老视和白内障，造成视力下降，这不是近视"反弹"，而是其他眼部生理现象的表现。

因此，要防止近视手术术后度数的复发，需要从以下两个方面进行预防：①近视手术正式实施之前的术前检查非常重要。未成年人、由于遗传原因近视度数会不断增长的近视患者等，并不满足接受近视手术的条件。②做完近视手术之后，应当养成科学用眼的习惯。也就是日常生活中注意减少电子产品的使用时间、看书时要注意眼睛与书本的距离、每用眼 40 分钟左右就及时让眼睛休息等基础爱眼习惯都要养成。

手术矫治的只是当下的近视度数，视疲劳长期得不到缓解的话，即使是做了近视手术的成年人，也可能再次出现近视或近视度数加深。发生在术后 6 个月以上的度数反弹，大部分是不科学的用眼习惯引起的；部分患者本身近视度数不稳定，有一些人可能患有病理性近视或圆锥角膜，即便成年，近视度数每年都在增长，而近视手术并不能控制病情的发展。

10 近视手术的手术方式有哪些?

（1）准分子激光角膜切削术

准分子激光角膜切削术（photorefractive keratectomy，PRK）是指将角膜上皮去除，暴露前弹力层，然后再行准分子激光切削。属于角膜表层激光手术。不需要制作角膜瓣，且节省角膜，长期预后好。但由于角膜上皮愈合时间至少需要 72 小时,因此术后视力恢复慢,疼痛、流泪等眼部刺激症状明显,少数患者术后发生角膜上皮下雾状混浊,激素用药时间长,因此激素性高眼压的发生率可能稍高。该手术更适合近视度数低、角膜较薄、无法进行其他角膜手术的患者。

(2)板层刀制作超薄瓣的准分子激光原位角膜磨镶术

板层刀制作超薄瓣的准分子激光原位角膜磨镶术(sub-bowman keratomileusis-laser in situ keratomileusis,SBK-LASIK)是在角膜上用特制的角膜板层刀制作一个带蒂的角膜瓣,然后掀开角膜瓣暴露角膜基质,在角膜基质床上进行准分子激光切削,最后复位角膜瓣的手术。该术式适用范围广,术后眼部刺激症状轻微,术后视力恢复快。但同半飞秒激光手术一样,有关角膜瓣的并发症不可完全避免。由于飞秒激光的应用,目前 SBK-LASIK 已逐步被飞秒激光制瓣的准分子激光原位角膜磨镶术(femtosecond laser LASIK,FS-LASIK)所取代。

(3)飞秒激光制瓣的准分子激光原位角膜磨镶术

飞秒激光制瓣的准分子激光原位角膜磨镶术可以穿透角膜组织实现"隔山打牛"的效果,而对穿越的组织无影响,因此飞秒激光制瓣相对于角膜板层刀制瓣更精准,安全性更高。相对于全飞秒激光手术,它矫正近视、散光的度数范围更广,而且还能矫正远视,对于那些度数偏低或偏高的近视、低于 600 度的远视、角膜厚度偏薄的、高度散光的、角膜表面不规则相差较大等特殊情况,具有一定的优势。但由于术中制作了角膜瓣,术后存在角膜瓣移位的风险。

(4)飞秒激光小切口角膜基质透镜取出术

飞秒激光小切口角膜基质透镜取出术(small incision lenticule extraction,SMILE;又称全飞秒激光手术)是角膜微创手术。首先采用角膜吸引环固定眼球,飞秒激光穿越角膜组织在角膜基质内制作一个微透镜,再通过 2 mm 的飞秒激光切口将微透镜取出,达到矫正近视的目的。该术式无须制作角膜瓣,这就避免了因角膜瓣造成的术中及术后的并发症,手术切口小,术后角膜生物力学稳定性好;视力恢复快,视觉质量好,屈光状态稳定;激素用药时间短,舒适度高,发生眼干燥症的可能性小。但此术式不适于角膜过薄的患者。

（5）有晶状体眼后房型人工晶状体植入手术

有晶状体眼后房型人工晶状体(implantable collamer lens, ICL)植入手术是目前全球主流的近视矫治手术之一,ICL 植入手术是无须去除角膜组织、不破坏眼球结构的矫正方式,它属于后房型有晶状体眼人工晶状体,ICL 放置在眼内虹膜的后方自然晶状体的前面一个安全的空间。ICL 植入手术是一种微创手术,是将柔软的 ICL 通过 2.8 mm 微小切口植入眼内即可获得高清视力。该术式的优点如下。①矫正范围较广,近视为 50～1 800 度,散光为 50～600 度均可。②手术时间短,恢复快,手术仅需 5～10 分钟,术后第一天即可获得高清视力。③历史悠久,全球应用接近 30 年,引入中国 10 余年,全球超过 75 个国家,全球累计植入量超过 200 万枚。④绝大部分患者术后视力优于术前最佳矫正视力,ICL 的晶状体材料光线透过模式接近自然晶状体,效果高清,患者术后在暗处瞳孔变大后,有效光学区更大使夜视力更优,这是激光手术无法达到的。⑤ICL 植入手术效果稳定持久,不会发生视力回退。⑥材料含有抗紫外线发色团,可以全天候保护眼睛免受紫外线伤害。⑦微创手术更少影响眼表输送养分的神经组织,ICL 植入手术仅需 2.8 mm 切口微创且无须移除角膜组织,术后发生眼干燥症的可能性更小。

ICL 植入手术属于内眼手术,相当于在虹膜和晶状体之间放置一个"隐形眼镜"。该术式保留了自然晶状体,具有可逆、保留调节力等优势,对于角膜手术有风险的、高度以及超高的近视且前房深度≥2.8 mm的患者,ICL 植入手术是可供选择的方法。但由于是眼内手术,操作相对复杂,对手术室的环境以及医生的技术要求更高,术后发生继发性青光眼、白内障、感染的可能性稍大。总之,不同的手术方式有各自的特点和适用人群,医生会根据患者的眼底综合考虑,指定最适合患者的个性化手术方案。

11 近视手术有什么样的发展历程?

不少人经常问,近视手术是不是没发展多久呢? 会不会不成熟、不安全呢? 下面就给大家解析一下关于近视手术的发展历史。近视手术的历史有300多年,近代角膜切削手术历史有80余年,它是自然科学与医学科学不断发展,不断进步,不断淘汰,不断革新积累的一个成果,而不是一朝一夕的事情。

(1)有记载的最早的近视手术

1708 年有人提出摘掉晶状体提高视力。

(2)近代近视手术的先驱:近视手术与圆锥角膜的牵绊

1939 年日本顺天堂大学眼科教授佐藤勉接待了一名女患者,29 岁的女圆锥角膜的患者,当时并没有好的治疗方法,终于有一天,这个患者的角膜出现了穿孔,眼内液体都流出不少,但是在这个穿孔得到处理后,患者竟然感觉自己的视力得到了提高,因为角膜变平了。受到启发,佐藤勉发明了放射状角膜切开术(radial keratotomy,RK),但因为该手术引起了严重的角膜并发症,所以他在 20 年后终止了手术实践。

(3)近代近视手术的设计思想起源

1955 年左右,角膜屈光手术的先驱西班牙的巴勒奎尔教授,利用改变角膜的厚度和屈光度提高视力,他发明了两种方法。

①角膜磨镶术:取下角膜前层,冷冻后,用机床把中央或者周边切削,然后缝合复位,用于治疗近视和远视。②角膜镜片术:将角膜从中间切开,然后用异体的角膜或者人工材料做成凹透镜或者凸透镜植入其中,然后提高视力。因为其手术复杂,痛苦大,风险大,并发症大,没有被推广应用,但设计的思想方向对未来的手术有很大的影响。

(4)第一代近视手术登上历史舞台,由金属刀片完成手术

1974年苏联眼科医生弗奥德洛夫在显微手术的带动下,重新设计了当年佐藤勉发明的手术——放射状角膜切开术,他发现这个手术的手术区域越小,视力提高越明显,另外切削的深度也仅在表皮。在动物实验成功后,奥德洛夫在人体进行了2 700只眼睛的实验,他观测到85% ~ 90%的患者术后视力可以达到1.0 ,并且没有产生严重并发症及失明。该术式被大量推广,我国当时也有派专家学习。弗奥德洛夫发明的放射状角膜切开术后来传入美国,由博雷斯(Bores)将手术进行优化、简化、规范化后,在当时也是非常流行的主流摘镜手术,仅1985年美国就有15万人接受该手术。

(5)准分子激光首次应用于近视手术,开启激光时代

1983年,美国哥伦比亚大学眼科教授特罗克在IBM电脑公司的实验室里见到了一张照片,那是一张被电子显微镜放大的人类头发(直径125 μm)照片。令人惊奇的是:照片上的头发除了被准分子激光照射过的部分,被边缘整齐地切削之外,周围部分竟然完全没有损伤。特罗克教授思考了这样一个问题:这种精密的加工能力能否代替传统的眼科角膜刀片呢? 这个思路给欧洲的医生塞勒博士以启发,并开始尝试着用于角膜屈光手术领域,之后在美国与德国发扬光大,当今世界上最顶尖的几大准分子激光设备生产商都在这两个国家。同年哥伦比亚大学与IBM公司开

始设计使用激光进行近视手术,经过试验后,确定了使用准分子
激光进行角膜组织汽化切削,也就是准分子激光角膜切削术(pho-
torefractive keratectomy,PRK)。在动物实验取得成功后,于 20 世
纪 90 年代得到美国食品药品监督管理局(Food and Drug
Administration,FDA)认证,获得大量应用和推广,将近视手术引入
激光时代。从第一次动物实验到 1995 年美国食品药品监督管理
局批准推广应用,中间一共历时 14 年。

(6)激光近视手术被科学界认可,被总统嘉奖

1990 年美国眼科医师古拉姆·佩曼(Dr. Gholam Peyman)结
合了 PRK 与自控板层原位角膜磨镶术(automatic lamellar
keratomileusis,ALK)的优点,发明了准分子激光原位角膜磨镶术
(laser-assisted in situ keratomileusis,LASIK),奠定了更加成熟稳
定的近视手术理论,目前虽然有准分子激光上皮瓣下角膜磨镶术
(laser-assisted subepithelial keratomileusis,LASEK,简称 EK)、微型
角膜刀法准分子激光角膜上皮瓣下磨镶术(epipolis laser in situ
keratormileusis,Epi-LASIK)、飞秒激光制瓣的准分子激光原位角
膜磨镶术(FS-LASIK)、飞秒激光小切口角膜基质透镜取出术
(small incision lenticule extraction,SMILE)等手术,但都是在这个
手术的基础上进行改良而来。而在 2013 年美国总统奥巴马也给
古拉姆·佩曼颁发了国家技术与创新奖章。

(7)半飞秒激光的诞生,全激光时代的来临

2003 年美国发明飞秒激光替代角膜板层刀诞生全程由激光
来完成的近视手术。

(8)全飞秒激光时代的来临

2007 年 SMILE 在美国食品药品监督管理局通过认证。截至
目前,SMILE 已经通过了世界四大医疗技术安全认证体系,即美
国食品药品监督管理局认证、欧洲符合性认证(Conformité

Européene，CE）、国家食品药品监督管理总局（China Food and Drug Administration，CFDA，现国家市场监督管理总局）、日本厚生省认证。

12 近视手术是否安全？

　　自从1983年准分子激光角膜切削术开始临床应用以来，近视手术在世界范围内得到迅速的普及和发展。特别是近10年来，近视手术从设备到技术经历了一个发展、完善和成熟的过程。近视手术已经通过国家药品监督管理局认证，全球多个国家批准应用。手术前需要经过大约2小时20多项严格的术前眼部检查，来判断你是否符合手术适应证。还有大量临床研究表明近视手术大大提高了视觉质量与生活质量。我国从总体看无论设备、医师、患者人数以及术后视力效果在国际上均达到了领先的水平。整体手术效果好，98%的患者能获得良好的屈光矫正，严重并发症如感染、角膜溶解、角膜外伤所导致角膜瓣丢失等问题很少发生。对欧洲、美洲、亚洲、非洲的13个国家调查近视手术后整体不满意率为4.6%，其中主要问题是夜间视觉差和干涩、近视力差等。夜间视觉差是多数患者抱怨的问题，眼干燥症问题也是术后比较常见的，多数患者通过药物治疗3个月后基本恢复。

13 弱视可以通过近视手术治疗吗？

　　患有弱视的近视患者可以做近视手术，但是近视手术不能将弱视患者的最佳矫正视力提高。弱视在临床上比较常见，主要是由于眼睛的视网膜发育异常或者视网膜发育停止等导致视力下降。一般引起弱视的原因为先天性屈光不正或者屈光混浊，导致眼睛的视网膜没有接受光线刺激而出现发育停止。因此，治疗弱视一般应当在12岁以前，尤其是在患者3～6岁进行配戴眼镜来矫治,同时促进视网膜发育。成年人出现弱视,一般由于视网膜发育停止,而不能通过促进视网膜发育来治疗弱视。弱视和近视、远视、散光是不一样的疾病,弱视是指眼睛在视觉发育的关键期内,没有得到足够的刺激,从而形成最佳矫正视力下降,但是检查却没有发现病理性的改变,这种疾病最好是早发现、早治疗,成年后就没有好的治疗方法了。但弱视也分轻度、中度、重度。比如轻度、中度患者的最佳矫正视力能达到0.5或0.6以上,患者为了摘掉眼镜方便日常生活是可以考虑手术的。对于重度弱视患者,如果戴上眼镜视力也没有提高或者改变不大,就没有进行手术的意义了。我们需要知道,激光手术只是把近视、远视、散光等屈光不正度数去掉,术后也只是达到最佳矫正视力,从而代替眼镜的作用,无法治疗其他疾病。

⑭ 近视手术可以治疗散光吗?

散光是由于眼球在不同子午线上屈光力不同,平行光线经过该眼球屈光系统后不能形成一个焦点,这种屈光状态称为散光。相信很多近视的患者都合并有散光度数,有些人的散光甚至比近视度数还高,散光的世界是重影的,散光度数越高,重影程度可能越厉害,既有近视又有散光,除了会视力下降、看东西重影,还会有容易出现视力疲劳,甚至眼痛、头痛等症状,近距离用眼容易疲劳。众所周知近视激光手术可以矫正近视度数,那么散光呢? 近视激光手术属于屈光矫正手术,而屈光不正包括近视、远视、散光等。近视手术可以矫正近视,也可以矫正散光和远视。近视+散光,只做一次手术即可矫正完毕。所以都是可以通过近视手术去解决的,但激光治疗近视、远视、散光都有一定的治疗范围,一般治疗范围是散光600度以内、近视1 200度以内、远视600度以内,散光可以和近视、远视同时治疗。但是如果散光度数超过三四百度,手术后会出现较明显的眩光,需要逐渐恢复。还有就是散光度数比近视度数高的情况,无论是否做近视手术,一定要到专业眼科医院去做检查,尤其是查角膜地形图和角膜生物力学检测,诊断一下是否有圆锥角膜问题。如果有圆锥角膜,则不能进行手术。如果检查后确诊只是普通的散光问题,则可以考虑手术治疗。如果患者是高度近视、高度散光,或者高度近视加高度散光,超过激光的治疗范围,不能做激光手术,可以选择另外一种手术方式即人工晶状体植入手术。人工晶状体植入手术最大治疗范围为近视 1 800 度,散光 600 度以内。但在手术前一定要去正规医院做全面的眼科检查,根据患者屈光度、角膜厚度、眼轴、眼底、眼压、角膜内皮、眼内空间大小等综合因素,看是否符合手术条件及选择哪一种手术方式进行手术。

15 做了近视手术后还会再次出现近视吗?

做了近视手术以后也有可能再次出现近视,这种情况又叫作屈光回退,一般发生在术后 6 个月以上。引起这种情况的原因通常有两种:①由于手术以后不合理使用糖皮质激素药物,导致角膜的愈合能力过强,引起屈光力再次改变,从而导致近视发生。②手术以后仍然不注意用眼习惯,比如近距离用眼时间太长或者阅读时的距离过近,长期就有可能引起近视再次发生。做完手术后有再近视的风险,只有少数患者会发生。术后再近视的原因尚不完全明确,一般来说术前屈光度不稳定、近视度数较大的患者术后发生再近视的可能性更大,也与病理性近视、角膜上皮过度增殖、胶原沉积、术后过度用眼等有关。

16 做近视手术会有疼痛感吗?

做近视手术没有疼痛感。近视手术既不会向眼睛内注射麻

醉药,也不会向眼周注射麻醉药,更不会全身注射麻醉药。近视
手术主要采用表面麻醉的方式进行,主要是在术前滴用表面麻醉
性滴眼剂,将疼痛及眨眼反射消除掉,一般是使用盐酸丙美卡因
滴眼剂。在做近视手术之前,进入手术室内做相应的准备工作
时,就会向眼睛内滴入表面麻醉药,闭眼5分钟之后,再一次滴入
表面麻醉药,然后就可以进行手术了。近视手术一般进行得非常
快,普通手术一般10分钟左右就能完全结束,整个手术过程中,
表面麻醉药可以消除眼睛的反射、眼睛的疼痛,所以患者没有疼
痛的感觉。术后部分患者会感觉眼睛有轻微的异物感、畏光、眼
睛酸涩等,但是这种感觉是可以忍受的,通过滴用相应的滴眼剂,
症状会得到缓解,所以患者不用担心近视手术的疼痛,可以安全、
放心地进行选择。特别紧张的患者,适当增加麻醉药剂量后,也
能顺利完成手术。偶尔有患者术中感觉到眼睛胀痛、酸痛或异物
感等,但是一般程度都较轻。一般做半飞秒激光手术及角膜表层
激光手术时术后异物感会强一些,有些人会觉得痛;做全飞秒激
光手术时,术后异物感没有那么明显,并且术后的异物感一般几
个小时就恢复了。同时手术时间相对较短,轻度的疼痛或者不适
感持续时间也不会很长,术前不需要因为惧怕手术疼痛导致过度
紧张。

17 近视手术对年龄有要求吗?

做近视手术的年龄最好在18~45岁。

(1)18岁以下患者

对于18岁以下的患者,不建议做近视手术。因为18岁以下
的患者,眼球还在生长发育的阶段,眼轴随着年龄增长有可能会
逐渐变长,近视度数不稳定。近视手术只能解决现阶段的近视度
数,术后仍有增长度数的可能性。如果在眼部情况还未稳定时进

行手术,不能保证近视手术效果的稳定性。18 岁以后大多数患者的眼屈光度基本稳定,出现术后视力回退等问题的可能性很小。如果低于这个年龄段进行手术,一方面会导致术后稳定性差;另一方面会导致术后合并屈光回退,从而导致矫正效果不佳。

(2)45 岁以上患者

对于年龄大于 45 岁的人,一般也不建议进行近视手术。人过了 45 岁后,由于晶状体弹性变弱,以及眼睛肌肉力量减弱,从而会合并老视的症状。如果超过 45 岁再进行近视手术,可能会导致老视的症状,术后需配戴老视眼镜进行近距离用眼工作,因此进行近视手术的意义不大。随着年龄的增加,有些人会出现白内障等退行性眼病,也不建议进行近视手术。因此,超过这个年龄进行手术,其实是弊大于利。

除了年龄要求之外,患者还必须进行详细的眼部检查,无明显的禁忌证才能进行手术。如果患者合并严重的眼干燥症、圆锥角膜或有圆锥角膜倾向、严重的角膜疾病、严重的全身结缔组织疾病和糖尿病等,即使年龄符合,也不能进行近视手术。当然,近视手术还需要根据患者所从事的职业考虑,如患者从事体育、舞蹈相关工作或者应征入伍需要选择摘镜,年龄可适当提前。

18 中年人近视和老视并存可以做近视手术吗?

近视与老视并存时是否能做近视手术主要取决于患者用眼需求。①如患者要求以远视力为主,看近距离很少的情况下可以手术治疗近视,术后看远达到理想的远视力,看近处配戴老视眼镜即可;②单眼视设计,主视眼看远,非主视眼看近,这样远近均可;③为了照顾看近可以牺牲一些远视力,双眼均少量欠矫,具体情况需因人而异。

19 双眼度数差别大能做近视手术吗?

双眼度数差别大在临床上称为屈光参差,当双眼屈光度相差较大时,外界物体在双眼视网膜上的成像大小不等,常会引起双眼视功能受损,导致融像困难、视物疲劳、立体视觉异常等。近视性屈光参差的患者,近视度数较低的一只眼用于注视远处目标,近视度数较高的一只眼用于注视近处目标,导致双眼不能同时使用,容易影响眼睛的融合功能。近视手术是通过角膜激光手术或人工晶状体植入手术,矫正或减少其屈光度和屈光参差的程度,来帮助眼睛达到正常的视物状态,使眼睛融合功能加强。所以说屈光参差的患者是最适合做近视手术的,近视手术可以帮助患者恢复或部分恢复双眼视功能。

两只眼睛视力相差大,主要看由什么原因引起。一种是屈光不一样,就是一只眼睛视力正常,一只眼睛视力差,屈光有参差,这种情况下,通过验光可以把两只眼睛视力变成一致,单眼视力差的眼睛可以通过配眼镜得到矫正,跟视力好的眼睛达到一致。另一种是由于单眼出现疾病,像白内障、眼底出血,甚至眼外伤等因素,都可以造成单眼的视力差,导致两只眼睛间视力相差大。这种情况下,需根据患者的病因是出血或白内障,还是外伤,选择手术治疗、保守治疗或验配眼镜治疗,最终达到最佳视力,使两只眼睛视力间的差距逐渐缩小,甚至是视力差的眼睛的视力能够矫正或者改善到跟视力好的眼睛一样。

如果两只眼睛没有疾病,只是单纯的屈光参差很大,要及时去配眼镜。视力差的眼睛如果不戴眼镜,视力就会越来越差,两眼的视力差距也会越来越大。所以,如果发现这种问题要及时配镜。单眼近视时可以单眼配戴角膜接触镜或单眼做激光手术,使双眼的视力差距越来越小。如果不去治疗,两只眼睛的度数相差得越来越大,会给将来的治疗带来困难。

20 一只眼睛近视能做手术吗?

如果患者本身属于单眼近视,那只需要一只眼睛做近视手术,另一只眼睛不需要进行手术。如果患者双眼屈光参差过大,大脑没有办法适应,会造成立体视功能丧失,双眼视力差距大时视力好的眼睛就会承担更多的视觉功能,睫状肌的调节会很紧张,比较容易出现视疲劳,双眼度数差距大还会出现大脑无法融像,导致两只眼睛交替注视,也就是一只眼睛看东西,但另外一只眼睛不看东西,这样有可能会导致斜视。总体来说单眼近视是更适合手术的。

21 眼干燥症患者可以做近视手术吗?

眼干燥症可以引起泪膜的稳定性下降,术前检查过程中泪膜不稳定会导致检查数据不准确,进而影响手术效果。眼干燥症会影响患者手术的体验感,降低患者依从性,加剧术后视力的波动,增加术后屈光回退的可能,影响术后视觉质量。对于那些眼干燥症患者,首先要治疗眼干燥症,然后再考虑行角膜激光手术治疗近视。眼干燥症可根据严重程度分为轻度眼干燥症、中度眼干燥症和重度眼干燥症3类。轻度眼干燥症患者通过治疗及休息可以得到有效缓解,不影响做近视手术;中度眼干燥症患者建议暂缓手术,先进行眼干燥症治疗,好转后再行手术;重度眼干燥症患者是不适合做近视手术的。尤其是经常配戴角膜接触镜的患者,眼睛干涩会更明显,所以想做近视手术需要提前停戴角膜接触镜,等角膜形态、屈光度等各项指标达到正常状态才可以手术。

22 眼压高的近视患者能做近视手术吗?

眼压又称为眼内压,是指眼球内容物对眼球内壁的压力。正常人的眼压稳定在一定范围内,以维持眼球的正常形态,使各屈光介质界面保持良好的屈光状态。正常眼压的范围为 10 ~ 21 mmHg,正常人眼压在一天内是有波动的,一般早晨最高,夜间最低。有时眼睛疲劳或眼睛过度使用会暂时导致高眼压。

一般情况下,眼压高的患者是不建议做近视手术的,以免影响手术的治疗效果。这是因为手术后可能会导致患者眼压进一步增高,严重时可能会导致青光眼,其通常表现为视力下降、眼睛疼痛等症状,这是一种不可逆的视神经损伤。

眼压高是否可以做近视手术,需要根据导致眼压高的原因进行分析。如果是青光眼或外伤造成的,一般不主张做近视手术。如果是高眼压症导致的眼压高,则可以在医生的指导下进行近视手术。如果只是某一次检查发现眼压偏高一点,以后可以复查,因为眼压有一定的波动性,如果反复检查发现眼压正常了,还是可以考虑做近视手术的。

(1)不可以做近视手术的情况

如果是青光眼引起的眼压高,通常会导致患者眼部出现胀痛,还可能会引起头痛等现象;若患者眼压高为外伤造成,此时眼角膜和视神经可出现水肿的情况。如果盲目进行近视手术,可能会导致手术眼视野受损,并可引起过矫、欠矫等术后并发症,不利于对近视进行矫正,故此时不可以做近视眼手术。

(2)可以做近视手术的情况

通过反复测量眼压,若高于 21 mmHg,房角开放且无青光眼家族史和无青光眼的视野及视神经乳头(视神经盘)改变的一种状态,称为高眼压症。此类眼压高属于先天性增高,一般不会影响视力与视野,故可以在医生的指导下进行近视手术。近视手术一般可以通过飞秒激光或准分子激光的方法进行治疗,能够改善角膜曲率,从而使近视得到缓解。

23 近视手术可以改善近视眼睛眼球外凸的现象吗?

近视手术后,眼球外凸通常不能改善。因为近视手术主要是改善视力模糊、视力下降等症状,但是不能够改善眼睛的外观。在日常生活中建议注意用眼的习惯。近视手术的方式比较多,有角膜屈光手术、眼内屈光手术、巩膜屈光手术等,通常都能够改善近视的状况,可以控制度数的增加,改善视力模糊的情况,还能够提高日常的生活质量,但是不会改善眼球外凸的现象。眼球外凸可能是先天性原因所致,也可能是甲状腺疾病、近视后眼轴长度过大等导致,当眼轴增长后,无法恢复到原来的状态。建议在平时生活中注意科学用眼,以免眼轴继续增长使眼凸的症状加重。近视手术以后,眼睛可能会有轻微的肿胀和疼痛,注意做好眼睛局部的护理,防止水进入眼内,外出时建议戴太阳镜,以免阳光刺眼或灰尘进入眼睛后出现感染。在恢复后,避免长时间接触电子产品,如果需近距离用眼,建议适当眺望远方,缓解眼周肌肉疲劳。还要注意保证充足的睡眠,尽量不要长时间熬夜,要多看绿色的植物。

近视大多数是轴性近视,也就是眼轴增长导致的,常用的近视手术有角膜激光手术和人工晶状体植入手术两类,任何一种手术都不能改变眼轴的长短,只能改变眼的屈光状态,使物体清晰地落在视网膜上。所以说术后眼睛突出是正常的。

24 月经期患者可以做近视手术吗?

月经期通常不建议做近视手术,需要等月经彻底干净以后再做手术。

最常做的近视手术是全飞秒激光手术和半飞秒激光手术这两种,均是通过激光来进行的,属于微创手术操作,对组织损伤较小，一般情况下不会造成出血，但手术过程中及手术之后可能会出现轻微的肿胀和疼痛等不适症状。在月经期，由于性激素水平不稳定，神经的敏感性较高，并且免疫力较差，因此不建议做手术，在此期间手术，容易引起不适症状加剧，出现感染的概率也会明显增高。建议等月经彻底干净之后再做手术，且月经期要注意多休息，不要吃凉的食物，减少刺激。

近视手术的手术时间一般为 10～20 分钟，术中患者需平躺在手术床上。如果有特殊情况需要在月经期手术且患者无明显不适者可以考虑手术，在术中有不适症状时应与医生及时沟通。

25 妊娠期患者可以做近视手术吗？

从妊娠期到哺乳期结束 3 个月内都是不建议做近视手术的。妊娠属于近视手术的相对禁忌证，主要原因如下。①妊娠是一个特殊的生理阶段，这个阶段药物的使用受到较多限制，而近视手术后需持续使用抗生素滴眼剂和糖皮质激素滴眼剂 1 个月左右（角膜表层激光手术用药时间约 4 个月），虽然滴眼剂对胎儿的影响很小，但出于安全考虑，不建议在这个特殊阶段进行手术。②妊娠期女性体内激素水平会发生明显变化，这种变化可能影响角膜组织的含水量等，造成角膜水肿或屈光度的改变，导致术前的检查结果不一定准确，从而影响手术效果。③妊娠期女性的免疫力和抵抗力相对较差，虽然近视手术创伤很小，但也存在术后感染的可能性，因此不建议做手术。

26 哺乳期患者可以做近视手术吗？

哺乳同样属于近视手术的相对禁忌证。同妊娠期一样，哺乳期也是一个特殊的生理阶段。①哺乳期术后使用滴眼剂不能排除药物通过母体的乳汁进入婴幼儿体内的可能性；②哺乳期的女性体内激素水平尚未恢复至正常水平,可能会发生角膜含水量的改变和屈光度的波动,从而影响检查数据的准确性和手术效果。因此可以等哺乳期结束后身体状态稳定后再进行屈光近视手术,这样既能保证手术的安全性,也避免了对婴幼儿带来潜在风险的可能性。

27 瘢痕体质患者可以做近视手术吗?

瘢痕体质的患者是否可以做近视手术取决于近视手术方式的选择。近视手术根据手术的部位不同,主要分为角膜激光手术和人工晶状体植入手术。

(1)角膜激光手术

1)角膜基质层手术:角膜基质层手术是比较常见的激光手术,是对角膜基质层进行切削,手术方式包括准分子激光角膜原位磨镶术、飞秒激光制瓣的准分子激光原位角膜磨镶术等,基质细胞在手术以后不容易出现瘢痕增生,所以瘢痕体质的人可以选择这种手术方式。

2)角膜表层激光手术:角膜表层激光手术是在角膜上皮或上皮下做切削,由于角膜上皮在受到激光的切削以后,有发生瘢痕增生的风险,对于瘢痕体质的人不建议做角膜表层激光手术。

(2)人工晶状体植入手术

人工晶状体植入手术不在角膜上进行,而是在眼内进行,指的是改变晶状体的屈光力,在眼内植入晶状体,能够帮助看清外界的物体,这种方式只需要在角膜和白眼球之间做一个小切口,术后切口一般很少产生瘢痕,对于瘢痕体质较轻微的人,通常可以考虑进行人工晶状体植入手术。

如果瘢痕体质的患者选择做近视手术,需要谨慎考虑,建议在手术前去正规医院的眼科进行全面检查,由专科医生根据检查结果决定是否适合做近视手术。日常避免过度用眼,注意休息。

28 糖尿病患者可以做近视手术吗?

糖尿病患者是否能做近视手术,要根据糖尿病的严重程度确定。长期高血糖可导致外周神经病变和视网膜病变,若患者血糖控制不佳,不建议做近视手术。另外,即使患者能做近视手术,且已经成功地做完近视手术,还需要定期复查,防止意外情况的发生。

(1)血糖控制较好

一般情况下,如果患者患糖尿病的时间不长,而且血糖控制较好,空腹血糖能够控制在 6.1 mmol/L 左右,餐后 2 小时血糖控制在 7.8 mmol/L 左右,并且没有眼部病变,可以做近视手术,但术后一般 3~6 个月建议复查 1 次,防止其他病变的发生。

(2)血糖控制较差

若糖尿病患者病程较长,而且血糖控制不佳,一般不建议做近视手术。因为患者血糖控制不佳,可导致视网膜病变,如果做近视手术,可能无法达到矫正要求,且术后由于血糖的影响,伤口不易恢复,容易发生感染,而且还可能在短期内发生角膜病变、晶状体病变或者眼底病变等并发症。

患有糖尿病的患者是否可以做近视手术,需要结合身体情况及糖尿病病程等多种因素综合考虑。

患糖尿病的时候,首先,需要看一下血糖水平是否稳定,以及近视度数是否稳定;其次,需要评估眼底情况是不是正常,如果患者条件都符合,也有做近视手术的意愿,可以考虑做手术。但是如果血糖较高且有一些眼底并发症,这个时候患者的近视度数是不稳定的,做完近视手术之后反弹的概率比较大,就不建议做手术。所以手术前需要进行详细的术前检查,排除血糖控制不佳的糖尿病患者,以免术后出现因血糖高引起术后感染、伤口愈合不良等情况。只有符合手术适应证的患者才能够通过手术的方法进行治疗。

29 甲状腺疾病患者可以做近视手术吗?

近些年患甲状腺疾病的患者非常多,临床上常见的有桥本甲状腺炎,如果这类患者想做近视手术,术前经过血液化验检查提示 T_3、T_4 完全在正常范围内,是可以考虑选择做近视手术的。这类患者建议不要做角膜上的手术,最好是做有晶状体眼后房型人工晶状体植入手术,相对来说更安全。如果是甲状腺功能亢进症患者还在用药阶段,甲状腺功能不正常或者有突眼的表现,建议最好不要做角膜激光手术。甲状腺功能亢进症往往会引起明显的眼球突出,眼球突出会导致角膜暴露,引起眼干燥症或者是影响伤口的愈合,还会出现眼外肌病变引起眼球运动障碍,严重者结膜突出于睑裂之外,眼睑闭合不全发生暴露性角膜炎,角膜溃疡,患者有明显的疼痛、畏光、流泪症状。甲状腺相关眼眶疾病还会导致眶内水肿、眶压增高或眼外肌肿大对视神经压迫引起视神经病变,患者出现视力减退、视野缩小或有病理性暗点;眼底可见视神经乳头(也称视神经盘)水肿或苍白,视网膜水肿或渗出,视网膜静脉迂曲扩张。所以患有此类内分泌疾病不建议做近视手术。

30 痛风患者可以做近视手术吗?

痛风是因为体内嘌呤代谢障碍引起的高尿酸血症,进而导致关节红、肿、热、痛表现的一种疾病。痛风患者的病程发展到一定阶段时关节会出现各种畸形,而令很多人没有想到的是,痛风还会伤害到眼睛。痛风性眼病是尿酸盐在眼部各组织沉积引起眼部症状的一类疾病。过去只有很少报道证实尿酸结晶在眼部和眼周沉积;但近年来,随着痛风的日渐高发,国内外大量流行病学研究表明痛风性眼病的患病率正逐年升高。据统计,我国部分沿海城市痛风性眼病的发病率已接近1%。痛风的标志物——痛风石可沉积在眼睑、结膜、角膜、眼外肌,亦可见于虹膜、晶状体、视网膜等眼部组织。这些部分痛风石的沉积不仅会引起眼部的各种不适及眼部结构的改变,甚至会影响视力。目前人们对痛风性眼病的认识不足,因此临床上痛风性眼病极易漏诊和误诊。

痛风为什么会伤害眼睛呢? 痛风伤害眼睛的原因主要有以下几点。

(1)受高尿酸导致的并发症影响

高尿酸血症及痛风通常会伴有糖尿病、高血压、高脂血症等疾病,视物模糊是糖尿病视网膜病变的早期症状之一,而糖尿病视网膜病变的发生、发展,与血尿酸水平升高密切相关。

(2)受痛风石沉积位置的影响

痛风石容易沉积在血管末梢或者无血管组织当中,脚趾、耳郭都是因为处于这些位置而成为痛风发作的主要位置。眼睛也同样,尤其是角膜、结膜、眼睑等器官,组织中血管较少,较易沉积痛风石。

(3)受眼睛环境 pH 值的影响

另一个因素是角膜和结膜的 pH 值低,或因其 pH 值介于血浆和组织的 pH 值之间,或由于局部温度较低,尿酸溶解度低,尿酸钠(monosodium urate,MSU)结晶的析出。

（4）受痛风释放促炎性细胞因子的影响

除了眼睛本身位置和环境的影响外，痛风性炎症会使体内促炎性细胞因子释放增多，眼睛炎症的发生同样与促炎性细胞因子有关。

（5）受血管病变、代谢紊乱的影响

尿酸参与了血管内皮功能障碍、氧化应激、血管收缩、血小板聚集的过程，高尿酸会影响血管弹性及造成代谢紊乱。眼睛本身是人体最脆弱的器官之一，在受到高尿酸的刺激后，眼睛内部血液代谢发生恶性变化，更容易引发炎症乃至病变。

那么，痛风患者要怎样做才能减少痛风对身体的伤害？

专家指出，要控制血尿酸到正常水平，患者在平时用药方面要注意严格按照医生的要求正确合理地用药，这样才能更好地控制病情，患者切不可随意增减药量，以免影响治疗效果，这也是痛风患者平时应特别引起注意的，这些对于身体的恢复都是非常重要的。

饮食上，多喝水，最好每天 2 L 以上，促进尿酸排泄；限制嘌呤的摄入，少食海鲜、内脏等。限制喝酒，尽量戒酒。

还有就是适当锻炼，增强身体素质。如果痛风发作，一定要及时科学控制，不要盲目自行服药，减少对关节的损害。规范治疗才能减少痛风的发作概率，也有利于延缓痛风石、关节畸形的产生，定期复查，了解痛风对肾和眼睛的伤害，及早发现及早调整治疗方案。

因此，没有特殊需求不建议痛风患者做近视手术。

（张炜婧　申景然　李翠霞）

近视矫正手
段发展历程

三、了解近视手术术前的相关检查

31 近视手术术前检查项目有哪些?

近视术前基础检查项目(图3-1)包括视力检查、电脑验光、眼压检查、三维眼前节分析仪检查、角膜生物力学检查、角膜地形图检查、散瞳验光、欧堡超广角眼底照相检查等。根据不同的数据,可能需要检查视功能、青光眼筛查、超声生物显微镜(ultrasound biomicroscopy,UBM)、角膜内皮计数等。

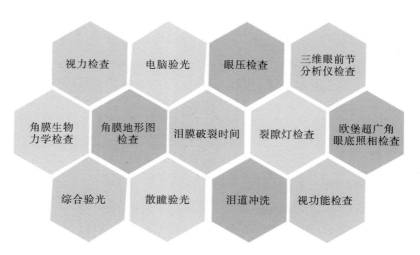

图3-1 近视手术术前基础检查项目

（1）视力检查相关问题

1）为什么进行视力检查时有时候能看清、有时候看不清？

视力检查对环境的光线和照明有一定要求，在特别昏暗的屋子里有可能看得不是很清晰，需要保持正常的符合要求的光线照明，而且测视力时不可以眯眼睛，检查的视力才会有意义。有的人眼睛干涩、泪膜不稳定，也会对检查视力造成一定影响。

还有一种可能是由于眼底视网膜血管疾病、屈光系统疾病、视疲劳等所致。当出现眼底血管痉挛时，全身高血压以及高血糖，可能会造成血压不稳定，形成局部血管缺血、缺氧，使视网膜黄斑区功能暂时性不良引起视物不清。患者需要给予施图伦滴眼液进行抗疲劳，改善微循环的治疗。另外当出现局部结膜炎、角膜炎时，也会引发看东西不清楚，需要给予抗炎和抗感染类药物进行治疗。如果患者的眼部遭受磕碰，可能会导致视网膜出现破裂，如果未及时治疗就会引起视网膜脱落，导致患者出现眼睛有时看得清、有时看不清的现象。患者还会伴有视力下降、眼睛疲劳等症状，可在医生指导下使用红霉素眼膏、妥布霉素地塞米松滴眼液等药物缓解症状。

2）眼睛的视力和度数有关系吗？

眼睛的视力和屈光度本身并没有一一对应的关系，眼睛的度数其实主要指的是通过多少度的镜片，能够使眼睛的屈光状态回到正视的状态，这个镜片的度数就是眼睛屈光不正的度数。

0.1 的视力，既可以是由远视或者散光所产生，也可以是由100 度、200 度或者 300 度的近视所导致。所以视力最终作用的结果，一方面取决于眼睛的屈光状态，另一方面也取决于眼睛自身的调节能力。正是因为每个人眼睛里肌肉调节能力不同，所以才使得相同的屈光状态下，每个人能够达到的视力是不相同的。对于眼睛调节能力比较强的人来说，100 度的近视可能裸眼视力能够达到0.6或者0.8；而对于眼睛调节能力比较差的人来说，100度的近视只能达到0.3或者0.2的裸眼视力。如果想确定具体的屈光度数，就要进行散瞳验光来明确。如果散瞳之后患者的裸眼视力恢复到了正常1.0，则是假性近视。如果散瞳之后视力仍未恢复正常，则是真性近视，要通过配戴眼镜来加以治疗。也就是说视力和屈光度之间没有必然的联系，不同的眼睛调节能力不同，相同的度数会出现不同的视力，这些可以通过散瞳验光来加以实现。

3）为什么检查视力距离是5 m？

测视力时的距离有3 m，也有5 m，这要根据视力表采取的设计类型而决定，不能随便更改。去专业的医疗机构进行视力检查时，根据医生的要求来确定检查距离，这个检查距离和所用的视力表（图3-2）类型有关系。测视力要求距离5 m的情况下，有时候受到空间位置的限制，可能会通过镜子反射来达到5 m的距离。例如在距离视力表2.5 m处放一面镜子，被检查者坐在视力表下面，面朝镜子，此时看到镜子中的视标，相当于离着视力表5 m的距离。视力检查时要求距离3 m的视力表，则一般就是站在距离视力表3 m远的位置看视标。目前临床上测远视力最常用的还是5 m距离的视力表。测视力时，主要是要检查单眼的裸眼远视力，检查时左、右眼分别进行，建议是采用先右后左的顺序，用手或一个遮眼板轻轻遮盖住其中一只眼，根据检查者的要求看视力表的视标，被检查者能够辨认的最下面一行，对应的视力就是相应的裸眼视力；而对于配过眼镜或者做过近视手术的患者，进行视力检查时，同时应该进行矫正视力检查，也就是配戴眼镜或者手术恢复后的视力。被检查者站在5 m处如果最大的视标"E"也看不清，则需要逐渐走近视力表，直到识别最大视标为止，再根据公式计算相应的视力。所以5 m的视力检查距离是国际通用的标准距离。它是一个假定的无限远的距离值,让远距离有一个具体的数值,从而便于计算和检查,使视力检查更标准化、更数值化。

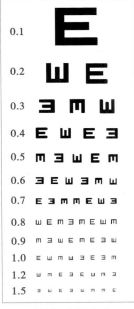

国际标准视力表

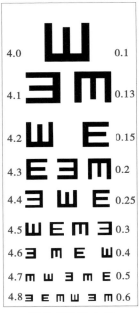

标准对数视力表

图 3-2　视力表

　　5 m 视力标准对于正常的工作和生活是够用的。如果以 4 m 为标准,那么生活中看远处的清晰度可能会受到影响。如果以 6 m 为标准,那么所测度数会偏高,对大多数人来说不适应。

　　4)测近视力移到最近也看不清 0.8 对应的 E 字标,出现了近距离视物清晰度障碍是什么原因?

　　眼睛看东西时离得近却看不清可能是由于远视、散光、老视、角膜炎等原因引起的,可以根据病因采取不同的治疗方式。

　　眼睛看东西时离得近也看不清的原因具体如下。

Ⅰ.远视:一般是由于年龄因素导致眼睛调节能力下降,或者眼睛外伤从而导致晶状体缺失、脱位而形成的,一般表现为视力模糊、视疲劳、眼痛等症状。

Ⅱ.散光:通常是由于遗传因素或不良用眼习惯引起的视力下降、视物疲劳等症状,可以表现为远、近视力均不好。

Ⅲ.角膜炎:一般是由于长期配戴角膜接触镜或眼睛受到外伤而引起的角膜感染,从而可能会引起视力模糊、视力下降、眼睑痉挛等症状。

Ⅳ.老视:随着年龄的增长,由于调节能力减弱,感觉看书、写字有困难。患有远视眼的人,由于屈光调节能力的减弱,产生看近处不清,看远处也不清。

Ⅴ.其他:熬夜,睡眠不足,再加上过度疲劳用眼,看手机、电视时间过长,也可使近视力减退。

（2）主视眼相关问题

1）为什么会出现交替主视眼?

主视眼交替可能正常,通常需要患者根据自身情况进行判断,可以到正规医院的眼科进行检查,从而进行针对性治疗。平时需要避免用眼过度,避免加重眼部负担。

Ⅰ.可能正常的情况:主视眼交替通常称为交替注视,由于双眼出现屈光参差,如近视、远视、散光等,均会出现交替注视的情况,尤其日常生活中不配戴眼镜时症状会更加明显。若患者近视时右眼看不清,而左眼轻度近视,可以靠自身调节代偿右眼近视的情况,从而达到看清事物的目的。同时考虑患者戴上矫正眼镜时,也会出现两眼间不同距离交替注视的情况发生,若患者近视在近距离视物时不配戴眼镜或者不用调节功能,让眼睛自觉放松,看近物会更加清晰,从而出现主视眼交替的情况,在此种情况下通常属于正常现象。

Ⅱ.可能不正常的情况：对于患者的眼睛并未存在屈光不正时而出现主视眼交替的情况，通常属于不正常的现象，提示可能存在弱视、单视眼、斜视等情况。多见于患者一只眼睛弱视、斜视等，可能会根据视物方向、远近等不同，经常更换眼睛作为主视眼，多为一侧眼睛存在病变，此时属于不正常现象。此时患者需要积极到正规医院进行眼部检查，给予视力矫正治疗。

建议患者在日常生活中，应避免眼部过于疲劳。同时加强对眼部护理，适量补充维生素 A 以及蛋白质。

2）主视眼的近视度数更高吗？

主视眼近视度数可能会更高。主视眼是指在注视或者是去看物体的时候，起主导作用或者较优势作用的眼睛，分为注视性主视眼和知觉性主视眼，以右眼为主视眼的比例更高。注视性主视眼指在注视或定位目标时优先选择的眼睛，而知觉性主视眼是指在双眼视觉活动中与视皮层有更多紧密联系的占支配地位的一只眼。判断主视眼的常见标准分别是具有较好视力、眼分辨率高、对色彩的敏感度高等。

通常主视眼的负担更重，承担更多的工作，也更加容易疲劳，更容易引起眼睛睫状肌紧张，导致调节能力异常，所以近视后，度数可能更高。

近视后，患者可以通过近视手术来改变角膜的屈光度来矫正视力，或者患者可以在医生的指导下配戴角膜塑形镜来帮助调整双眼的视觉发育，改善症状。患者还可以做眼保健操，及时向空旷的远处眺望，保持良好的坐姿，避免躺着看手机、看书等，避免主视眼和辅视眼的度数相差过大。用眼时要防止光线过强和过暗，过强和过暗的光线都容易引起用眼疲劳，不利于视力健康。

3）辅视眼比主视眼视力好会有什么影响？

每个人的双眼都有一只主视眼和一只辅视眼，就像左撇子、右撇子一样，总有一只眼睛在注视或感知空间等方面处于主导地位即主视眼，另一只则处在辅助地位即辅视眼。当配眼镜出现辅视眼比主视眼清晰时，可能有以下危害。

Ⅰ.加重眼疲劳：当配镜后主视眼看东西比辅助眼更模糊时，可导致看东西容易感到头晕眼花、眼疲劳等，甚至出现眼痛的情况。

Ⅱ.视力下降：若配镜时辅视眼比主视眼更为清晰，则达不到最清晰视力，不能实现最持久阅读和最舒适用眼的目的，长期如此则可能导致视力下降。

Ⅲ.运动精准度下降：对于一些瞄准精度要求比较高的运动如射击、射箭、台球等，若辅视眼比主视眼清晰，可能导致运动精准度下降。

因此在验光时，一定要确定好哪一只眼睛是主视眼，在对镜片度数进行调整时，应尽量保证主视眼的足量矫正。

4）主视眼视物应该更清晰点儿吗？

患者的主视眼和辅视眼在视力上是没有区别的，所以患者主视眼、辅视眼视物的清晰度应该是一样的。若发生了不清楚或视力下降等现象，建议到医院做散瞳检查，以排除屈光不正的问题，即近视、散光以及弱视、远视。有必要的话还可以检查一下眼睛的玻璃体、视网膜以及角膜、晶状体，才好查找到正确的病因。

5）主视眼更容易近视吗？

第一，主视眼指的是经常使用的那只眼睛，若从这个层面考虑，那么主视眼更加容易近视。因为引起近视的主要原因是过度用眼，导致眼睛睫状肌过于紧张，在调节功能发生异常后，就会出现近视现象。第二,主视眼在日常生活中使用得更多,所以患者需要保持合理的用眼习惯。不能近距离看书、玩电子产品,阅读时光线要适中,不能太暗,也不可以过亮。

（3）电脑验光相关问题

1）什么是电脑验光？

电脑验光属于客观验光法,其原理与检影法基本相同,是采用红外线光源及自动雾视装置达到放松眼球调节的目的,采用光电技术及自动控制技术检查屈光度,并可自动显示及打印出屈光度数,包括近视、远视及散光。此法操作简便,速度快,是验光技术的一大进步（图3-3）。

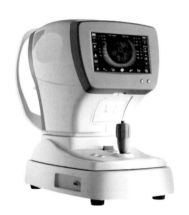

图3-3　电脑验光仪

2）什么是暗瞳？

通过照镜子可以观察到,位于眼珠中央有一个小圆孔,这个孔就是瞳孔,暗瞳是黑暗环境下瞳孔的大小,大部分成年人暗瞳大小在6.5 mm以内。瞳孔大小并非一成不变,它会随着光线的明暗发生适应性变化,比如在黑暗的夜间环境下瞳孔会放大。

3）为什么要测暗瞳？

暗瞳的大小会影响手术方式的选择以及术后的视觉质量，一般来说，角膜屈光手术的光学区会设置在 6.0 ~ 6.5 mm ，瞳孔的大小会影响进入眼内的光线量，如果暗瞳大小超过光学区大小，眼部球差会增加，从而影响人眼的成像质量，夜间会有眩光、光晕、视力差等表现。

4）多少度属于高度数？

根据近视度数的高低，我们将近视分为轻度、中度和高度，300 度以下为轻度近视，300 ~ 600 度为中度近视，600 度以上为高度近视。

5）可以直接拿电脑验光测量的度数去配镜吗？

电脑验光是一种比较方便的客观测量方法，但有一定误差。一大缺陷在于它只在一瞬间就完成了操作的全过程，就好比照相机快门一闪而过，容易造成被检者紧张，视力度数也随之瞬间上升，进而导致检测结果不准确。另外，电脑验光结果引起的误差也不能排除验光员操作不当和主观偏见，以及机器本身质量的稳定性或者机器老化而导致验光结果不准确。故其结果只能作为参考，不能直接作为配镜处方。

（4）眼压检测相关问题

1）为什么要测眼压？

眼压即为眼内压（intraocular pressure, IOP），是眼球内容物作用于眼球壁及内容物之间相互作用的压力。眼压检查的目的是查看眼压是否处于正常水平范围内，眼压过低或者过高都会造成视力降低和眼部病变，可以提前预防一些眼部疾病的发生（图3-4）。

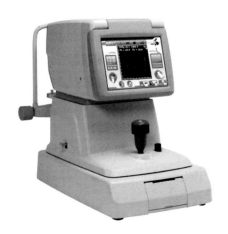

图 3-4　眼压检查仪

2）测眼压时为什么要向眼里吹风？

临床常采用非接触式眼压计，测量眼压时不接触眼球，而是通过特殊装置产生的可控气体脉冲压平部分角膜。此作用在角膜上的气体外力的大小与时间成线性正比关系，压平情况由光电法检出。非接触式眼压计测量时间短，全部测量过程仅需 2~3 毫秒，在瞬目反射前即已完成，无疼痛。

3）眼压的正常值是多少？

眼压正常值范围是 10~21 mmHg，正常眼压的生理作用在于保持眼球固有形态、恒定角膜曲率、保证眼内液体正常循环以及维持屈光间质的透明性，这对视觉功能有着重要的意义。眼压计测量会受中央角膜厚度的影响，需注意排除影响及测量误差。

4）测眼压为什么要测 3 次？

测眼压时患者可能会出现闭眼、眨眼、偏头等情况，1 次测量结果可能不准确，测 3 次是为了取平均值，使测量的结果更加接近真实眼压水平。

5）眼压过低有什么危害？

如果眼压低于 10 mmHg，就会由于压力过小出现脉络膜脱离的可能，会导致眼部视力的显著下降，造成眼部的病变。

6）眼压过高有什么危害？

如果眼压高于 21 mmHg，可能会对视神经产生压迫，对视野造成伤害，造成视力下降，甚至会导致失明。

（5）欧堡相关问题

1）什么是欧堡？

欧堡是眼底检查的"利器"，它无须散瞳就可拥有超广角的眼底照相，图像获取清晰迅速、视角广，实现真正意义上的全景眼底图，缩短患者的检查时间，大大提高了医生发现和诊断视网膜疾病的效率（图 3-5）。通过眼底照相可以检查视网膜、脉络膜和视神经等眼部关键组织，不仅可以了解眼部健康，还能早期发现某些相关全身性疾病，实现疾病早筛查、早预防、早治疗。

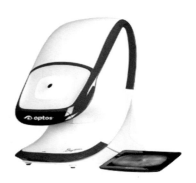

图 3-5　欧堡眼底检查仪

2）做近视手术为什么要检查眼底？

单纯性近视无眼底改变。屈光度大于 -6.00 D（600 度）称为高度近视，高度近视的眼睛随年龄增长眼轴进行性变长，眼底出现退行性变化,如后巩膜葡萄肿、豹纹状眼底、近视性弧形斑等,黄斑中心凹亦可发生出血、漆裂纹、Fuchs 斑以及视网膜下新生血管。由于上述各种退行性变化,同时发生玻璃体液化、玻璃体后脱离,视网膜周边格子样变性,因此,高度近视的眼睛较易发生黄斑裂孔、马蹄形裂孔及圆形萎缩裂孔,导致视网膜脱离,若未及时治疗或治疗失败均可失明。因此,做近视手术前,一定要排除眼底病变,避免术后效果不佳(彩图 3-1)。

3)检查眼睛的仪器对眼睛有伤害吗?

眼部相关的检查仪器,在正常使用的情况下,是不会对眼睛的健康造成伤害的。为了观察眼部的细节,许多检查设备需要使用光线,甚至是激光进行照明,但是这些光源的强度都是经过严格设定的,尽管患者可能感觉有一些刺眼,但是都不会伤害眼睛的健康,患者正常配合检查即可,没有必要过于担心。

4)欧堡的优势有哪些?

Ⅰ.免散瞳:检查时无须散瞳,只需要瞳孔大小≥2 mm 即可成像,并且对室内灯光基本无要求,提高就诊效率。

Ⅱ.超广角:欧堡成像范围以200°占据很大优势,能够覆盖眼底82%的视网膜。加上眼位引导功能,拍照范围可达到220°~240°;同时,红绿激光双通道扫描,可以同时看到视网膜和脉络膜层,进行分层分析。

Ⅲ.成像快:快速高清出图,0.4 秒内完成一张图像的捕捉。新增自动拍摄功能,可以自动判断镜头和眼睛的距离,当固视灯和屏幕指示环变为绿色,就会自动捕捉图像,极大节省了人力和时间,使诊疗流程简明快捷。

Ⅳ.超高分辨率:获取图像的分辨率是 14 μm,像素为 3 900×3 072,景深大约 18 μm,可以拍摄到普通眼底照相机不能成像的眼底图像。

5）眼科欧堡检查查什么？

眼科欧堡检查是为了更加准确、快捷、舒适地检查眼底，从而检测是否有眼底病。眼科欧堡检查：一是对糖尿病视网膜病变、青光眼或高度近视等高危人群进行筛查；二是对视神经乳头（视神经盘）水肿、视网膜变性疾病或视网膜静脉阻塞等血管性疾病进行诊断；三是对视网膜裂孔及视网膜脱离、眼底肿瘤等疾病进行检查。以往医生检查眼底耗时较多，因为检查的部位在眼睛深处，必须散瞳才能看清楚眼底的状况。通过眼科引进的欧堡免散瞳超广角激光扫描检眼镜，医生便可依据图像，检查患者是否有视网膜脱离、肿瘤、黄斑病等情况。这样患者就可以通过眼底检查，做到早发现、早治疗，尽可能地减少眼底隐疾。

（6）生物力学检查相关问题

1）角膜生物力学检查有什么作用？

角膜本身是一种生物材料，具有特殊的力学性质。比如，角膜具有一定的硬度，能够抵抗外力引起的形变；具有弹性，在产生形变后能够恢复原来的形态。通过观察角膜受压改变形态、形态还原过程和生物力学改变，可以全面、实时评估生物力学参数，根据角膜的强度确定手术方案；排查近视手术术前、术后的角膜扩张及角膜对外伤、手术的力学反应，为近视手术提供了又一重安全屏障。角膜激光手术需要对角膜进行切削，不可避免地会削弱角膜的生物力学特性，比如硬度下降。角膜的后表面处于眼内压力和角膜自身压力的"二力平衡"状态下。角膜组织切削后，自身硬度下降，有可能不足以对抗眼内压，角膜后表面就会往前扩张，继而使得角膜前表面膨出，引起近视回退（图3-6）。

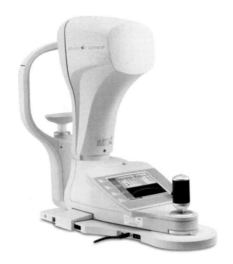

图3-6　角膜生物力学分析仪

2）生物力学检查时吹出来的气体对眼睛有伤害吗？

这项检查是通过气流冲击得到数值，对眼睛没有影响，就是气流跑到眼表面又弹回来的一个过程，所以对眼睛是非常安全、没有伤害的。

（7）综合验光仪相关问题

1）什么是综合验光仪？

综合验光仪将普通镜片箱内几乎所有的镜片都装入了它的转轮系统中，所以在临床操作上提供了比使用试镜架验光更有效、更快捷的镜片转换可能，通过简单的旋钮，很快转换需要的镜片，特别适合于进行复杂的主观验光；而且由于所有验光仪内的镜片都处于封闭状态，所以检查者不用担心弄脏镜片。

综合验光仪不仅可以用于检查屈光不正（近视、远视、散光），还可以检查眼外肌的功能，作为眼科视觉的检查工具，其作用无可替代（图3-7）。

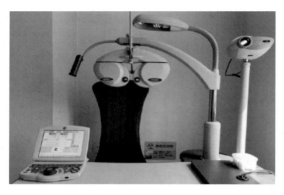

图3-7　综合验光仪

2）医学验光的优势是什么？

医学验光从生物医学角度出发，注重对眼睛功能状态的整体评估，不只是单纯提高视力，更重视发现和解决双眼视功能障碍，通过系统的眼部健康检查、屈光状态检查以及双眼视觉功能检查，综合评估眼部的屈光状态和视功能状态，得出最适合的屈光矫正方案以及双眼视功能训练方案等，使人人都享有清晰、舒适、持久的视觉。

Ⅰ.消除假性近视，为屈光不正患者提供准确的屈光检查和配镜服务。

Ⅱ.对于曾经接受过手术治疗的眼睛的屈光异常及一些复杂的屈光情况，医学验光能够恰当地解决患者的屈光矫正需要。

Ⅲ.医学验光也是疾病诊断的重要检查手段。通过医学验光，眼科医生可以了解患者的屈光状态对患者视力的影响，明确患者眼部疾病的性质和程度，为疾病的诊断和治疗提供重要参考依据。

Ⅳ.小儿屈光不正和斜视、弱视的治疗：儿童屈光不正不仅影响儿童视力，而且可以导致斜视和弱视。许多儿童斜视、弱视患者都伴随着屈光的异常。这些情况下的屈光异常需要通过医学验光。

3）验光度数不准会产生什么样的后果？

验光度数偏低、偏高都是不符合要求的。度数偏高偏低，使患者无法达到正常视力，而且会出现眼疲劳、眼痛、恶心等症状。近视度数偏高会诱导患者调节，使近视度数加深。高度近视、远视的儿童，如果度数不准确，在视力发育阶段不及时正确地矫正，错过弱视治疗的时机，以后的视力将无法提高。

因此，要去正规医院进行医学验光，因为医学验光属于科学、严谨的治疗过程的一部分。

（8）三维眼前节诊断分析系统相关问题

1）三维眼前节诊断分析系统在术前检查中的作用是什么？

三维眼前节诊断分析系统（眼前节分析仪）——Pentacam，采用全世界第一台三维 Scheimpflug 照相机，通过匀速状态下拍摄获取 3D 的眼前节数据资料，在不足 2 秒时间内 Pentacam 可测量和分析眼前节 25 000/138 000 个数据点，同时会自动跟踪和校正眼球运动（图 3-8）。可用于角膜疾病手术、角膜屈光手术、白内障手术、青光眼筛查、人工晶状体计算和人工晶状体（intraocular lens，IOL）手术的前房空间测算等。被眼科医师们誉为"眼前节断层图像学的金标准"。

利用 Scheimpflug 用于照相机和摄影设备中的光学原理对角膜前后表面进行精确测量及三维重建，基于其采集的 138 000 点数据，可获得较准确的全角膜形态与厚度数据，用于早期圆锥角膜的筛查，指导术前与手术设计。

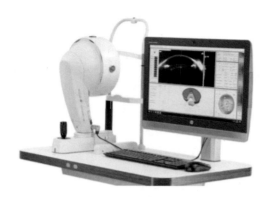

图3-8 三维眼前节诊断分析系统(Pentacam)

2)人工晶状体植入手术前做三维眼前节诊断分析系统检查重点看哪些指标?

一般情况下,前房深度在2.5~3.0 mm,前房深度越深,手术风险越小;如果前房深度过浅,放入有晶状体眼后房型人工晶状体(ICL)后眼内结构过于拥挤,可能导致白内障或青光眼。前房角<35°,说明前房结构较拥挤,ICL手术后继发青光眼的风险可能会高一些。角膜直径小,说明眼球整体较小,晶状体放进去容易偏大(前房角>35°;角膜直径>10.5 mm;前房深度>2.8 mm)。

3)三维眼前节诊断分析系统检查中角膜厚度、直径对于近视手术的影响是什么?

正常角膜厚度为500~550 μm,国际上对于角膜激光手术的角膜厚度要求为450 μm,一般来说角膜保留越厚,安全系数越高。正常角膜直径在11~12 mm,低于11 mm为小角膜,可能不适合做某一类激光手术。

4)三维眼前节诊断分析系统如何筛查早期圆锥角膜?

圆锥角膜发病特点一是角膜后表面先发生改变,二是单眼先发、双眼一体。Pentacam早期圆锥角膜筛查软件,利用数据库筛查早期圆锥角膜改变,通过高度数据、厚度数据、结合 5 个 D 值、综合大 D 分析。独有的贝林/安布罗西奥增强型扩张显示(Belin/Ambrosio enhenced ectasia display,BAD)(早期圆锥角膜筛查程序)分析更容易发现早期圆锥高度改变。

(9)冲洗泪道的相关问题

1)术前冲洗泪道的目的是什么?

泪道冲洗的主要目的是判断泪道是否发生阻塞,还可判断阻塞的部位,以及是否伴有炎症。泪道由不同的结构组成。从眼睑内眦部位的泪小点,汇入泪小管、泪总管、鼻泪管,最终进入鼻腔,形成完整的泪道引流系统。正常情况下,部分泪液可经泪道排入鼻腔。近视手术术前冲洗泪道的目的是在做眼部手术时,避免引起眼部感染,也能够起到清洁的作用。所以在手术时要冲洗泪道,在冲洗时医生会给患者做局部麻醉,并不会出现酸痛的症状。

2)冲洗结果应如何分析?

Ⅰ.泪道畅通:冲洗无阻力,泪点无反流,患者主诉有水流入鼻腔或咽部。

Ⅱ.泪道狭窄:下冲上返,加压通畅。泪囊下部狭窄,冲洗阻力,冲洗液部分进入咽部,部分由上泪点反流。

Ⅲ.泪小管阻塞:泪道冲洗原路反流。

Ⅳ.泪总管阻塞:下泪小管冲洗,从上泪小管反流,上泪小管冲洗,从下泪小管反流。

Ⅴ.鼻泪管阻塞:慢性泪囊炎,泪道冲洗反流,并伴有脓性分泌物。

(10)角膜地形图检查相关问题

1)角膜地形图检查的目的是什么?

角膜地形图仪检查的是角膜前表面形态。它是由普拉西多(Placido)盘投射系统将 28 ~ 32 个同心圆投射到角膜表面,并将第一个圆环分割成许多点,这样在角膜上最多可提供 14 000 个数据,便于精确分析角膜形态。角膜地形图仪具有获取信息量大,精确度高,容易建立数学模型,受角膜病变的影响小,误差小,直视性强等优点。

角膜地形图检查的目的:一方面,在术前可以排除如圆锥角膜等禁忌证;另一方面,可以通过系统的追踪观察了解手术后角膜屈光力的变化情况,以便分析手术疗效。

2)正常角膜地形图的形态如何?

对于没有任何病变的正常眼的正常角膜地形图应当表现为:①角膜普拉西多(Placido)盘映像环为同心圆,边缘光滑完整,无畸形,各映像环之间的距离大致相等。②角膜的解剖中心区应位于视觉中心偏颞上方。③角膜由中心区向周边曲率逐渐变大,屈光度逐渐变小,这种变化在鼻侧比在颞侧更为明显。④双眼应互成镜面像。

3)什么是圆锥角膜?

圆锥角膜是一种表现为局限性角膜圆锥样突起,伴突起区角膜基质变薄的先天性发育异常。常染色体显性或隐性遗传。一般青春期前后,双眼发病,视力进行性下降,初时能以近视镜片矫正,后因不规则散光而需配戴接触镜提高视力。典型特征为角膜中央或旁中央锥形扩张,圆锥可大可小,为圆形或卵圆形,角膜基质变薄区在圆锥的顶端最明显。圆锥突起可导致严重的不规则散光及高度近视,视力严重下降。

圆锥角膜的地形图特点为:①下方角膜变陡,曲率增加;②角膜中央区屈光力呈不均匀对称性分布;③同正常角膜相比,角膜中央与周边区的曲率差异明显增大。

角膜地形图检查为圆锥角膜早期诊断的重要方法。进行性的近视及散光增长的青少年应常规检查角膜地形图(彩图 3-2)。

32 近视手术术前检查大约需要多长时间?

近视手术前检查一般需要 1~2 小时,1 天内就能够完成。但是根据初次检查的结果,有些患者的眼部情况需要再进行择期复查,可能还需要再来第 2 次甚至是第 3 次的检查。近视手术前的检查,根据手术方式的不同,检查内容也不一样,目前近视手术主要有两大类,具体如下。

(1)角膜激光手术

在角膜上做手术,也就是常说的角膜激光手术,这类手术更关注于患者的近视度数以及角膜的情况。如果近视度数较高,往往需要进行 1~2 次的散瞳验光检查,才能够明确地知道患者的近视度数,并根据近视度数来进行检查。角膜激光手术需要在角膜上进行激光的切削,所以对于角膜的条件要求也很高,有一些患者的角膜条件,可能 1 次检查不能够很好地明确是否可以进行手术,还需要进行 2 次甚至 3 次检查。

(2)人工晶状体植入手术

主要是在眼内放入晶状体来起到治疗近视的目的,这类手术更关注于眼内的前房深度,多数患者进行 1 次检查就可以明确是否可以手术,但根据不同的情况,尤其是高度近视甚至是超高度近视的患者,可能还需要进行二次的复诊。

做完检查之后需要审核结果,医生根据患者的实际情况判断有无手术指征。

33 近视手术术前检查需要注意什么?

近视手术的术前检查大多为非接触性检查,不需要特殊准备,到院即可检查,但仍有一些注意事项:①角膜接触镜对角膜表面有一定的压力,配戴期间与角膜摩擦,会造成角膜表面形态的改变,同时因其阻挡了角膜与大气的接触,造成角膜缺氧水肿,对角膜厚度也有一定影响。所以如果您有戴角膜接触镜(如普通隐形眼镜、美瞳等)的习惯,请在术前检查之前停戴相应的时间,使屈光状态和角膜曲率恢复到原有的形态。如球性软性角膜接触镜应停戴 1～2 周,硬性透氧性角膜接触镜(rigid gas-permeable lens,RGP)应停戴 3～4 周,散光软性角膜接触镜应停戴 3 周,而角膜塑形镜则应该停戴 3 个月以上。②女性朋友在妊娠期和哺乳期因为激素影响,会对眼部结构及代谢产生一定影响,测出来的数据可能不够准确,从而会影响到近视手术的矫正效果。因此建议在妊娠前或哺乳期结束,激素水平恢复至正常水平的时候,再来做检查。③因为眼部检查详尽,有时需要医生辅助撑开眼皮,有些环节需要滴滴眼剂,可能会弄花患者的妆容,所以建议检查当天不化眼妆。④检查期间需要散瞳,散瞳后睫状肌麻痹以致视近不清,瞳孔放大以致畏光,6～8 小时才能恢复正常,因此建议检查当天不开车、不骑车,同时避免散瞳后的近距离用眼工作等。

34 术前检查时为什么要散瞳?

眼睛就像一台高级相机,不同于相机的焦距调节,眼睛的调节是通过睫状肌来实现的。当你需要看远处的物体时,睫状肌会处于放松状态;而当你要看清楚近处的物体时,睫状肌会进行调节,这个调节过程对眼睛非常重要。

散瞳主要是为了验光的准确性。因为人眼具有调节性,散瞳可以使眼睛的睫状肌麻痹、失去调节作用使眼睛放松,屈光度检查结果更精准。检查时如果不散瞳,验光时可能会出现近视度数偏高或远视度数偏低,药物散瞳后,才能使眼睛放松调节,屈光状态完全暴露,获得准确有效的屈光度。屈光度的准确性直接影响手术效果,所以散瞳后的屈光度检查很重要。

检查眼底视网膜情况（相当于照相机底片成像功能），瞳孔小的情况下相当于从门缝往里面看，看不完全；散瞳后相当于打开门往里面看，看的范围更广，检查更全面。尤其是高度近视时眼底病变常发生在视网膜周边部的裂孔、变性等，检查时散瞳可以防止漏诊、误诊。

35 散瞳后多久能恢复正常用眼？

滴完散瞳药后会有视物模糊和畏光的现象，所以不能开车和骑车，出门戴好太阳镜，以减少紫外线的照射。散瞳后 6 ~ 8 小时眼睛就会恢复。

检查后尽量减少外出，避免到阳光强的地方，会出现畏光、睁不开眼睛、感到不适的情况。这是因为平时在阳光下瞳孔通过缩小来避免强光进入眼内，但是散瞳后因为药物的作用下瞳孔不能缩小，光线进入眼内较多，所以会比较怕光。

散瞳后尽量不要安排工作、学习，因为滴完药后会出现视物模糊，尤其是视近处的感受就像老视患者在视近处的模糊感觉。

36 隐形眼镜需要停戴多久才能进行术前检查？

做近视手术前，要停止配戴隐形眼镜 1 ~ 2 周的时间。由于近视手术一般在角膜上使用激光进行切削去除特定厚度的角膜基质层来矫正近视，因此对于角膜的正常状态要求较高。因此在进行眼科检查前，尤其是散瞳验光和角膜地形图以及波前像差检查时，需要最准确的眼睛角膜状态。因此，要设计眼睛的手术切削量和切除的位置情况。如果配戴软性角膜接触镜，由于其对角膜的变形作用较小，要停戴 1 周，就可以完成术前检查。如果配戴硬性角膜塑形镜，由于其对眼睛的损伤和塑性作用均较强，一般建

议停戴 2 周以上再进行检查。检查结束后,进行点药治疗。等到
手术之前,一般是第 3 周要再次进行复查。

37 眼底检查发现"裂孔"还能进行近视手术吗?

"裂孔"指视网膜裂孔(彩图 3-3),是视网膜感觉层的一片全
层缺失,根据视网膜、视神经层缺损的形态可以分为多种类型,单
纯视网膜裂孔不会导致视力下降,若合并玻璃体积血或视网膜脱
离,则可导致严重的视力损伤。既然发现了视网膜裂孔,暂不急
于进行近视手术,需要先做视网膜激光光凝术封闭裂孔,2 周之后
根据裂孔愈合情况再考虑做近视手术。在做手术前,眼科医生需
要对患者的眼部情况进行全面评估,确定是否适合进行手术。其
中,考虑的因素包括角膜厚度、屈光度、瞳孔大小、虹膜形态和任
何其他已知的眼部疾病等。请患者在做近视手术前先向专业的
眼科医生进行咨询,并且听从医生的建议和指导。这样才能有效
避免手术风险,保证手术效果。

38 近视手术术前发现视网膜脱离还能进行手术吗?

视网膜脱离是视网膜的神经上皮层与色素上皮层的分离。
两层之间有一潜在间隙,分离后间隙内所潴留的液体称为视网膜
下液。脱离部分的视网膜无法感知光刺激,导致眼部来的图像不
完整或全部缺失。视网膜脱离的临床症状主要有飞蚊症、闪光
感、视野缺损、视力下降、变视症等(彩图 3-4)。

视网膜脱离病史是手术相对禁忌证,一般不建议行近视手
术。若视网膜脱离手术后较长时间,眼底相对稳定,在一定条件
下可以选择行近视手术。因为激光手术有负压环吸引,可能干扰
眼底玻璃体。若眼底存在变性区,变性区与玻璃体粘连较紧,可
能通过眼内压力变化传导,对视网膜有一定牵拉,诱发视网膜脱

离发生或复发。对于有视网膜脱离病史，近视度数较高的患者做有晶状体眼后房型人工晶状体（ICL）植入手术，同样会面临相应问题。毕竟是内眼手术，对眼内有一定相对干扰，虽然影响可能较小，但也有发生视网膜脱离的风险。主要原因是高度近视，有视网膜脱离病史，将来对侧眼、视网膜脱离眼，仍然有发生视网膜脱离的风险。所以，目的是尽量减少对眼内环境激惹，避免复发或再次发作。

39 各个医院的眼部检查结果能通用吗？

当然不能。原因很简单，不同医院的眼部检查结果存在差异，主要是医院的检查项目差异、验光环境差异、检测设备差异、验光师水平差异、医院级别差异等原因导致的。

（1）检查项目差异

不同医院之间的检查项目存在不同，是导致前后两次检查结果出现差异的原因之一，大多数医院眼部检查项目应包括验光、裂隙灯检查、眼压测量、角膜厚度测量和角膜生物分析仪、眼前节分析仪、眼底光学相干断层成像（optical coherence tomograph，OCT）扫描仪等检测。

（2）验光环境差异

医院的验光室是有标准的，标准的验光室是正确验光的基础。验光室的亮度、验光距离等因素都会影响验光结果，以验光距离来说，标准医学验光室的长度至少要 6 m，如果达不到这个距离那么验光结果就会出现偏差。

（3）检测设备差异

一些常见的检测设备，如裂隙灯显微镜、角膜生物分析仪、眼前节分析仪、眼底光学相干断层成像扫描仪等，虽然设备的功能和作用没有明显的差异，但是在全球范围内，生产医疗器械的公司并不在少数,这就导致不同的医院,可能订购了不同厂家所生产的医疗检测仪器。

（4）验光师水平差异

验光分为客观验光和主观验光,客观验光是通过专业检测设备测量屈光度,而主观验光是通过综合验光仪和验光师的判断后给出最准确的验光处方。主观验光对验光师的技能和经验有较高的要求,一名合格的验光师要有扎实的理论基础,必须具有 2 年以上的临床经验,这样才能结合患者的眼部情况,给出科学的验光结果。

（5）医院级别差异

医院级别差异也是造成眼部检查结果差异的原因,比如二级甲等医院与三级甲等医院的科室设置、医疗人才队伍、检测治疗设备均存在差异,因此不同级别医院的眼部检查结果会存在不同的问题。

正规的医院会严格按照医院等级标准,执行国家规定的眼科临床诊疗指南和临床技术操作规范、护理工作规范、感染管理规范、消毒技术规范等。拥有标准的医学验光室,配备先进齐全的检测设备,由国家认证验光师操作验光,为每一位来院就诊的患者提供科学严谨的眼部检查报告。

40 近视手术术前检查后多久能做手术?

近视手术术前需要进行多项检查,视检查结果而定,通常分为以下两种情况。

其一,正常情况下,眼部检查没有任何问题,如果患者满足近视手术要求,这样就可预约手术时间了。在手术之前要先抽血,完善传染病常规检验,术前 3 天开始滴抗生素滴眼剂或是眼用凝胶,主要是为了预防手术中感染,降低风险。如果对于需要尽早安排手术的人群(如应征入伍、公务员体检)也可以于第 2 天手术,只是术前需要频繁地滴滴眼剂;如果患者检查结束后,受角膜厚度或是由于眼睛度数较高,角膜形态、眼睛过干等因素不能进行角膜激光手术,做人工晶状体植入手术的话,则需要第 2 天或改天进行度数试戴确认,眼睛内部结构相关检查,等晶状体到货之后,患者根据自己时间安排进行手术,术前 3 天开始滴抗生素滴眼剂或眼用凝胶。

其二,因检查结果受影响因素较多,多方面考虑手术的安全性,所以不能当下行近视手术,主要有以下几种情况:①角膜接触镜停戴时间不够,建议软性角膜接触镜应停戴 1~2 周,若是散光软性角膜接触镜应停戴 3 周左右,硬性透氧性角膜接触镜应停戴 3~4 周,角膜塑形镜应停戴 3 个月以上。角膜接触镜停戴时间不够也可行术前检查,可以进行初步检查判断是否适合手术,如适合手术可以继续停戴角膜接触镜,停戴时间达标后再复查。②眼底问题,如视网膜脱离、眼底裂孔等,视情况而定。③角膜问题,如角膜上皮损伤、内皮异常等,根据具体情况遵医嘱用药及复查。④术前初步检查发现角膜地形图、角膜生物力学、眼压等结果不完全正常,需要复查并且对症处理后等待一段时间,复查后再酌情预约手术。

41 近视手术术前需要吃药吗?

近视手术术前不需要口服药物。近视手术是在眼睛的角膜上做手术,所以需要用滴眼剂滴眼睛,目的是使患者眼部保持清洁且预防感染,常见的药物包括抗生素滴眼剂、麻醉滴眼剂、润眼液等。建议患者在术前遵医嘱用药,不要擅自用药。

(1)抗生素滴眼剂

如盐酸左氧氟沙星滴眼液、妥布霉素滴眼液等。术前适当使用抗生素滴眼剂,可以起到抗感染的作用,也可以防止术中眼球粘连,有利于手术的进行。

（2）麻醉滴眼剂

如盐酸丙美卡因滴眼液等。术前使用麻醉滴眼剂,可以起到放松眼部肌肉的作用,且麻醉滴眼剂中的麻醉成分可以抑制疼痛,缓解手术带来的不适感,有利于手术的进行。

（3）润眼液

如复方门冬维甘滴眼液等。术前适当使用润眼液有助于缓解眼部干燥的情况,且有利于眼部的清洁,也有利于手术的进行。但不建议长期使用,因为润眼液滥用容易导致眼部菌群失调,降低眼表泪膜稳定性,进而引起眼部感染,不利于手术的进行。

（4）其他

如复方硫酸软骨素滴眼液等。术前也要适当使用眼部营养滴眼剂,其可以缓解眼部疲劳,有利于手术的进行。

近视手术的术前用药需要在医生的指导下进行,不要擅自用药。在术前需要洗手,并关注手术的日期,以及术前的检查结果等。近视手术的方式较多,如全飞秒激光手术、半飞秒激光手术、准分子激光手术等,术后应注意休息,避免过度用眼,注意眼部卫生。

42 近视手术术前得了感冒还能做手术吗？

感冒期间不宜做近视手术,主要理由如下:①手术会对角膜造成损伤,需要确保身体健康。②感冒期间免疫系统差,手术后可能出现异常症状,影响身体恢复。③细菌和病毒侵入上呼吸道引起的炎症反应容易发展成结膜炎和角膜炎,而结膜炎、角膜炎是近视手术的禁忌证。所以一般不主张感冒期间做近视手术。

因此,如果在近视手术前出现了发热、鼻塞、流涕、咳嗽等感冒的症状,建议将手术时间推迟,并且谨遵医嘱用药,多喝温开水,待症状消退,体温恢复正常后再进行近视手术。患者应积极配合医生完善相关检查,术后注意多休息,避免剧烈运动和用眼过度,以免影响手术效果。术后以清淡饮食为主,不宜吃辛辣刺激性食物。

43 近视手术术前需要用多久滴眼剂?

每个医院规定不同,有规定滴 3 天或 5 天的,有规定滴 1 周的,正常情况下,做近视手术前要滴 3~4 天的滴眼剂。近视手术术前用滴眼剂主要是起到抗感染、扩瞳的作用。而且滴眼剂在一定程度上可以起到保护眼角膜和预防感染的作用。做近视手术之前要去医院进行眼睛功能的检查,同时要和医生做好有效的沟通,了解手术相关的风险。近视手术做完之后,患者一定要注意观察自己的眼睛变化,如果出现局部眼睛的疼痛、感染,需要及时去医院进行眼睛的检查,确定具体的原因之后再进行治疗。做完近视手术之后一定要注意爱护自己的眼睛,尽量不要过度用眼。

44 近视手术术前需要禁忌饮食吗?

近视手术前没有绝对禁忌的食物,但为减少术前食物的摄入量,建议患者在术前合理饮食,避免过饥、过饱,以及避免吃辛辣、刺激性食物。

(1)过饥、过饱

如果患者在术前进食过多食物,如蛋糕、糖果等,可能会导致胃部饱胀不适,增加术中的不适感,不利于患者在术中良好配合。

（2）辛辣、刺激性食物

术前如果患者吃过多辛辣、刺激性的食物，如生姜、辣椒、大蒜等，可能会刺激胃肠道，引起胃部不适，增加患者的痛苦，影响术后的恢复。

（3）油腻食物

如果患者术前进食大量油腻的食物，如肥肉、炸鸡等，术中、术后可能会出现恶心、呕吐等症状，呕吐时可能会导致窒息，增加手术的风险。

（4）其他食物

对于高血压、糖尿病患者，一般术前需要将血压、血糖控制在正常范围内，以免术中、术后出现不良反应。对于过敏体质的患者，术前应尽量避免食用易过敏的食物，以免引起过敏反应，出现皮疹、瘙痒等症状，增加手术的风险。

45 手术费用可以用医疗保险报销吗？

医疗保险不可以报销近视手术的费用。

（1）商业医疗保险

商业医疗保险是不报销近视手术医疗费用的。因为近视手术严格意义上来说属于矫正手术，而在商业医疗保险的免责条款中有所说明，对于矫正手术、整容整形手术之类的医疗费用，保险公司是不承担理赔责任的，被保险人因此而产生的相关费用，需自行承担。并且，近视手术其实也并非是因为疾病或意外而产生的必需且合理的医疗费用，不在商业医疗保险的报销范围内。

（2）基本医疗保险

基本医疗保险亦不报销近视手术的医疗费用，因为在医疗卫生系统中，近视并未被认定为必须进行手术的治疗方案，所以没有纳入医疗保险的报销范围内。不过，若被保险人是因为白内障而导致的近视,那么因此而产生的相关治疗费用,基本医疗保险可以按照规定予以报销。

（蒋忠丽　董丽洁　郑新宇　安雪娇　周艺娜　薛舒喆）

近视手术就是
把角膜做成一
副"近视眼镜"

什么是角膜塑
形镜

四、了解近视手术的手术方式

46 近视手术的手术方式应如何分类?

根据不同的分类方式,近视手术可分为以下两类。

(1)角膜屈光手术

角膜具有一定的弯曲度,在角膜上实施手术改变角膜的屈光力,以改变眼的屈光状态,矫正近视、远视和散光的手术,分为非激光性角膜屈光手术和激光性角膜屈光手术。

1)非激光性角膜屈光手术:包括放射状角膜切开术(radial keratotomy,RK)、散光性角膜切开术(astigmatic keratotomy,AK)、角膜基质环植入术(intrastromal corneal ring implantation,ICRI)、传导性角膜成形术(conductive keratoplasty,CK)等。

2)激光性角膜屈光手术:包括表层切削的准分子激光角膜切削术(photorefractive keratectomy,PRK)、准分子激光上皮瓣下角膜磨镶术(laser – assisted subepithelial keratomileusis,LASEK,简称EK)、微型角膜刀法准分子激光角膜上皮瓣下磨镶术(epipolis laser in situ keratomileusis,Epi–LASIK)、经上皮准分子激光角膜切削术(transPRK)和板层切削的准分子激光原位角膜磨镶术(laser in situ keratomileusis,LASIK)、前弹力层下激光角膜磨镶术(sub-bowman keratomileusis,SBK)、飞秒激光制瓣的准分子激光原位角膜磨镶术(femtosecond laser LASIK,FS–LASIK)、飞秒激光角膜基

质透镜取出术（femtosecond lenticule extraction，FLEx）、飞秒激光小
切口角膜基质透镜取出术（small incision lenticule extraction，
SMILE）等。

（2）有晶状体眼人工晶状体植入手术

有晶状体眼人工晶状体（phakic intraocular lens，PIOL）植入
手术不损伤自身晶状体，将合适度数的人工晶状体植入眼内以改
变眼的屈光状态，矫正近视和散光的手术，分为前房型 PIOL 和后
房型 PIOL。前房型 PIOL 根据固定方式不同，分为房角固定型和
虹膜夹型。后房型 PIOL 根据固定方式不同，分为睫状沟固定型
和后房悬浮型。

47 什么是准分子激光？

准分子激光是由氩氟混合物受激产生的 193 nm 波长的超紫
外冷激光，这种高能量的激光作用于生物组织时发生光化学效
应，打断分子间的结合键，使组织气化、分解。使用准分子激光对
角膜组织进行切削，具有以下特点。①穿透性弱：一个脉冲的切
削深度约为 0.25 μm，激光光束仅被表面组织吸收，穿透力微弱，
对眼内组织影响极小。②对邻近组织损伤小：193 nm 波长的氩氟
准分子激光接近 190 nm 的角膜组织的最大吸收峰值，激光照射到
角膜组织中，绝大部分在小于 5 μm 的极小范围内被吸收，几乎不
引起热损伤。③可控制切削组织的形状和类型：矫正近视时，中
央角膜切削最深，越往周边越浅，使角膜中央区变平；矫正远视
时，中央角膜切削最浅，越往周边越深，使角膜中央区变陡；当切
削面呈椭圆形时，可矫正散光。

通过技术不断改进，新一代准分子激光机还具备以下特点。
①小光斑：光斑直径<1 mm，激光束能量呈高斯分布，损伤小，切削
面更光滑。②飞点式扫描模式：每一个光点在角膜上的位置都是

随机的,更有利于角膜散热,避免热效应的产生。③自动眼球追踪系统:通过虹膜跟踪、角膜巩膜缘组织血管识别、瞳孔偏移补偿,跟踪眼球各方向的移动,使激光手术切削更加精准。④个性化切削:利用角膜地形图或波前相差引导进行个性化切削,矫正高阶像差,提高视觉质量。

48 常用的准分子激光设备有哪些?

目前常用的准分子激光设备包括 Alcon WaveLight 鹰视 EX500 准分子激光仪、SCHWIND AMARIS(阿玛仕)准分子激光仪、蔡司 ZEISS MEL-90 准分子激光仪。

(1)Alcon WaveLight 鹰视 EX500 准分子激光仪

1)追求更快的速度和更卓越的性能:Alcon WaveLight 鹰视 EX500 准分子激光仪的频率达到 500 Hz,每屈光度的切削时间为 1.4 秒,切削速度目前是世界上最快的,手术效果稳定可靠。其创新性的工程学设计有助于减少角膜基质脱水、角膜瓣皱缩、对眼球运动的敏感性、患者固视疲劳。

2)为每只眼量身定制:Alcon WaveLight 鹰视 EX500 准分子激光仪的内置灵活性大大拓展了近视手术医生的治疗范围。①波前优化,波前引导,地形图引导,Custom-Q™ 和 PTK 治疗;②不同照明条件下个性化的瞳孔中心居中选择;③视线和角膜顶点居中。

3)着重于精准:Alcon WaveLight 鹰视 EX500 准分子激光仪拥有功能强大的 1 050 Hz 多维眼球追踪器,确保了卓越的精确性和安全性性能。①运动追踪延时仅有 2 毫秒;②动态追踪瞳孔为 1.5~8.0 mm;③主动的瞳孔中心移动矫正;④Neuro Track 进行扭转补偿。

4)优化的光斑分布:Alcon WaveLight 鹰视 EX500 准分子激光

仪运用专利所有的 PerfectPulse 技术,以最小的热负荷达到较高的脉冲频率。①每 5 个脉冲中只有 1 次能够重叠;②优化的光斑时空分布;③额外脉冲发送到周边部以补偿能量损失;④减少了夜间眩光和光晕。

5)追求高效的设计:根据人体工程力学设计的 Alcon WaveLight 鹰视 EX500 准分子激光仪工作站能够在近视手术的手术过程中,提供更多的信息和更强的可操作性。①整合了目镜的显示方式;②带发光二极管(light emitting diode,LED)光源的纤维裂隙投影仪;③工作距离增加到 25 cm;④标准,高分辨率的视频系统;⑤内置,非接触,在线的厚度仪。

6)激光技术的前沿:Alcon WaveLight 鹰视 EX500 准分子激光仪拥有的光路技术,建立了激光治疗精确性和持久性的标准。①完全封闭的光路;②持续氮气冲刷的光路;③内载氮气产生器;④较长的激光头使用寿命。

7)无缝整合:作为 WaveLight 屈光手术系统的一部分,Alcon WaveLight 鹰视 EX500 准分子激光仪能通过 WaveNet,与 Alcon WaveLight 鹰视 FS200 飞秒激光和 WaveLight 诊断设备联网,从而简化数据传输,改善患者体验,加快周转;为医生和其他工作人员节约时间;减少了传输错误,优化手术效果。

(2)SCHWIND AMARIS(阿玛仕)准分子激光仪

1)手术速度快:SCHWIND AMARIS(阿玛仕)准分子激光仪拥有目前最高的切削频率,远远高于目前常见的其他准分子激光设备(60~400 Hz)。常规手术矫正近视 1 个屈光度(100 度近视)仅需 2.0 秒,患者术中配合将十分轻松。手术过程中,SCHWIND AMARIS(阿玛仕)准分子激光仪将采用高、低两种激光能量密度水平(切削角膜组织),既保证了手术速度,又获得非常光滑的角膜基质表面,术后愈合更迅速,视觉质量更佳。

2)可靠的安全性能:SCHWIND AMARIS(阿玛仕)准分子激光仪配备目前最先进的高速五维眼球跟踪系统,全方位监测眼球在各个维度上的运动。高达 1 050 Hz 的跟踪速度,手术中可发现眼球任何快速微小的运动,及时调整激光发射位置,保证手术安全精准。除此之外,高分辨率的实时角膜厚度测量功能将全程监测角膜厚度变化,医生时时掌握各项治疗数据,安全基线高,避免术后发生角膜变薄等不良反应。

3)最大程度保护角膜组织:SCHWIND AMARIS(阿玛仕)准分子激光仪拥有目前直径最小的激光光斑(仅为 0.54 mm),精确切削角膜基质组织,同时它还应用了新型智能化热效应控制技术,以动态部署激光光斑的发射位置,避免相邻激光光斑及热量扩散区域叠加后导致的角膜组织表面热量累积效应,故而经SCHWIND AMARIS(阿玛仕)准分子激光仪手术绝无间接损伤角膜胶原组织的可能,手术效果更理想。

4)独有消像差切削方案:SCHWIND AMARIS(阿玛仕)准分子激光仪的 Aberration-free 切削模式设计独特,除了能够充分矫正人眼的近视、远视及散光度数,其优越之处在于尽可能不引入术源性高阶像差。因而,患者仅需极短的时间即能适应术后的视觉习惯并维持着极为满意的视敏度和对比敏感度。

5)科学的个性化手术方案:德国 SCHWIND 公司为 SCHWIND AMARIS(阿玛仕)准分子激光手术系统配备了目前最完备精准的波前像差诊断平台,精确而全面地分析人眼的全眼波前像差和角膜波前像差数据,借助 SCHWIND CAM 手术设计软件,提供两种联机个性化矫正方案供手术医生甄选,最大可能地让每一位患者获得良好的术后效果。

(3)蔡司 ZEISS MEL-90 准分子激光仪

蔡司 ZEISS MEL-90 准分子激光仪是最新一代小光斑高速飞

点激光扫描系统,具有极速 500 Hz 激光发射频率,是一种新型既节省角膜又有非球面性的切削模式。蔡司 ZEISS MEL-90 准分子激光仪能够精确、快速地矫正各种近视、远视和散光,同时将角膜 Q 值优化到-0.25,充分考虑了角膜的非球面性,减少手术本身引起的球差增加。蔡司 ZEISS MEL-90 准分子激光仪与 ATLAS 9000 角膜地形图联机,可以完成需要个体化治疗方案的高端近视手术,同蔡司全飞秒激光联机,组合成涵盖三代激光近视手术的整体屈光平台。

1)安全的双频率设计:蔡司 ZEISS MEL-90 准分子激光仪的激光发射频率为 500 Hz 和 250 Hz,能量密度 180 mJ/cm²,配置了高速的 1 050 Hz 主动眼球跟踪系统,可对角膜进行快速准确的切削;治疗-1.00 D 的近视,6 mm 的光区时,治疗时间仅为 1.3 秒。

2)Triple-A 切削模式:切削模式(Triple-A)结合了保存组织的消融(tissue saving ablation,TSA)和像差优化切削(aberration smart ablation,ASA)两种模式的优点,既节省角膜组织,又具有非球面性,升级的能量自适应调整校准功能,以补偿周边切削能量的损失,减少医源性球面像差的引入。

3)全飞秒激光联机一体化:蔡司 ZEISS MEL-90 准分子激光仪的手术床移动非常灵活、方便,不仅可以上下、左右移动,而且还能进行旋转,非常方便患者上下。蔡司 ZEISS MEL-90 准分子激光仪还可以和 VisuMax 全飞秒激光手术平台、CRS-Master 个性化手术工作站联机形成一体化平台,使工作流程更高效、患者治疗管理更有效。

VisuMax 是一个创新的飞秒激光手术系统,精确、高速、轻柔的 3D 立体切削,临床适应证广泛,如制瓣,角膜移植术和微创飞秒激光小切口角膜基质透镜取出术(SMILE)。

CRS-Master 个性化工作站——无论传统 LASIK 手术还是个

性化 LASIK 手术、飞秒 LASIK 手术、LASEK 角膜表层激光手术，CRS-Master 都可以轻松完成各种手术方式方案的设定。

49 什么是飞秒激光？

飞秒激光是一种以脉冲形式运转的红外激光，波长为 1 053 nm、1 045 nm、1 043 nm、1 000 nm 不等，能在非常短的时间里聚焦于组织内狭小空间，产生巨大能量，使角膜组织电离并形成等离子体，通过光裂解爆破产生含二氧化碳和水的微小气泡，大量紧密相连的激光脉冲产生的大量小气泡连在一起，形成微腔切面，从而达到精密的切割效应。飞秒激光这一优势，可在原位角膜磨镶术中制作角膜瓣、角膜基质环植入术中制作植入通道，也可用于角膜基质内透镜切割和角膜移植手术等。

飞秒激光具有以下特点：①几乎无热效应，对周围组织损伤极小，安全性高。②脉冲强，在组织中无明显衰减，可精准到 1 μm，切割角膜组织精确性高、预测性好。③可以根据需要，改变角膜瓣边缘切口角度，进行个性化设计。

50 常用的飞秒激光设备有哪些？

目前常用的飞秒激光设备包括 WaveLight 屈光手术系统（Alcon WaveLight 鹰视 EX500 准分子激光和 Alcon WaveLight 鹰视 FS200 飞秒激光）、Intralase FS 激光设备、达芬奇飞秒激光仪（Ziemer Femto LDV 飞秒激光仪）、蔡司 VisuMax 飞秒激光系统。

（1）WaveLight 屈光手术系统

WaveLight 屈光手术系统是全球最快的屈光手术平台，整合了 Alcon WaveLight 鹰视 EX500 准分子激光和 Alcon WaveLight 鹰视 FS200 飞秒激光。拥有市场领先的激光和飞秒激光技术，WaveLight 屈光手术系统集成 WaveNet 计算机网络，实现患者数据从诊断设备至 Alcon WaveLight 鹰视 EX500 准分子激光和 Alcon WaveLight 鹰视 FS200 飞秒激光的无缝传递。

Alcon WaveLight 鹰视 FS200 飞秒激光作为新一代的顶尖设备,是目前最先进、最安全的近视手术方式,它仅需 6 秒就能制作出角膜瓣,制作出来的角膜瓣厚薄均匀,趋于完美,为近视患者获得更好的视觉质量提供了安全保证,真正实现了全程无刀,其极高的精确性和安全性,得到全世界近视手术专家们的高度认可和推崇,并逐渐成为医生和患者的首选。

Alcon WaveLight 鹰视 FS200 飞秒激光的优势如下。

1)激光频率最快:过去瑞士达芬奇、美国 intralase 飞秒激光设备以其 20 秒制瓣技术名噪一时,如今 Alcon WaveLight 鹰视 FS200 飞秒激光设备更是将制瓣最快的记录重新刷新到无人能及的境界。与传统的飞秒激光相比,Alcon WaveLight 鹰视 FS200 飞秒激光仅需 6 秒就能完成制瓣全过程,并且以 0.25 μm 进行增减,是当今世界上屈光最快的顶尖飞秒设备。

传统飞秒激光在制作完角膜瓣后需要患者起身更换手术台进行角膜切削,在更换手术台的过程中可能出现其他影响术后视觉质量的突发情况,而 Alcon WaveLight 鹰视 FS200 飞秒激光真正实现了"全激光"手术平台,可以在同一台手术设备上完成制瓣和近视度数切削,无须患者更换手术台。

2)治疗范围更广:无法接受传统近视手术的患者获得矫正机会。以往有很多患者因为近视太深、角膜太薄等原因而无法接受传统板层切削的准分子激光原位角膜磨镶术(LASIK),Alcon WaveLight 鹰视 FS200 飞秒激光设备的高精准角膜切削和个性化参数设计,能制作更薄、更完美的角膜瓣,扩大了近视治疗的范围,以前因为眼裂小、角膜直径小、角膜薄、角膜平,而无法用机械角膜板层刀制作角膜瓣的人也有了摘镜的机会。

3）视觉质量更高：全球最新个性化矫正技术提高术后视觉质量。传统飞秒激光不具备个性化技术，而鹰视飞秒激光可提供全面的个性化方案，可根据医生需要和患者的具体情况制作圆形、椭圆形角膜瓣；制作角膜瓣直径最大至 10 mm、最薄至 90 mm，蒂的位置及大小可任意设置；定位环位置及大小可调，角膜瓣大小、形状及切入角度可视，可以为每只眼睛"量身定制"最适合的个性化近视矫治方案，术中全程自动追踪患者移动的眼球，不影响手术效果，并大大降低了术后发生眼干燥症的概率，减少了术后高阶像差的增加，避免了术后因雾天、雨天以及夜晚开车等视物条件下出现的眩光、模糊等情况，提高术后的视觉质量。嵌入式制瓣技术使角膜复位更牢固、愈合更快、并发症少，术后视觉质量和舒适度极好；相比传统板层刀制瓣的激光手术，其角膜瓣几乎接近原生态。

（2）Intralase FS 激光设备

Intralase FS 激光设备是一种精密眼部手术激光设备，用于进行准分子激光原位角膜磨镶术（LASIK）以形成角膜瓣或可用于角膜成形所要求的初始角膜切除，或角膜再生或角膜环植入的隧道成形中。

Intralase FS 激光设备的传输系统是用于连接可用的 Intralase FS 激光设备一次性患者界面装置。此设备由消毒吸气环装置和消毒扁平透镜组成，专人使用。

1）使用资质：Intralase FS 激光设备只能由经过培训有激光设备安全证书或 Intralase FS 激光设备使用证书的医生操作，或在他们的直接监控下操作。

2）禁忌证：包括角膜损害，角膜水肿，张力减退，白内障，现有的角膜移植和圆锥角膜。

3）治疗方式：Intralase FS 激光设备可用于形成角膜内环植入术通道，包括圆锥形角膜治疗方式。

4）特点如下。

Ⅰ.使瓣的厚度更加精确：传统的瓣厚由 160 μm 降低到 80 μm，而且使近视手术的精度由 40 μm 降低到 10 μm。与传统机械角膜板层刀相比，Intralase FS 激光设备的精度要超过传统角膜刀 100 多倍，这使得准分子激光原位角膜磨镶术（LASIK）更加安全，而且实际上消除了由于使用机械角膜刀而引发能威胁到视力水平的严重并发症的可能性。这一创新技术也为角膜瓣较薄的患者提供了一个平台来实现最大的激光视力矫正效果和最佳的视觉质量，至此高度近视和角膜薄的近视患者也可做 LASIK 了。

Ⅱ.不受角膜曲率的影响：切削的角膜瓣厚度均匀一致（机械板层刀切削的角膜瓣厚度不均匀，旁边厚、中央薄，有时会出现纽扣瓣），瓣的厚薄和直径都可以设定。通过空前精确的角膜瓣切割，为每个角膜瓣的个性化切割设计手术参数，因角膜瓣均匀一致，不受曲率的影响，适当放宽了手术条件，使一些曲率偏高的患者能安全地接受手术。

Ⅲ.能彻底消除角膜板层刀经常发生的感染：Intralase FS 激光设备的出现，使 LASIK 从此进入"无刀角膜成形术"时代，真正实现了激光手术的"全激光"。最大的优势是该手术不需要刀，避免了传统手术因使用刀片而导致的交叉感染风险，大大降低了引起角膜瓣的并发症。有效地避免了传统手术发生交叉感染的可能。

Ⅳ.使手术范围更加广泛：可额外矫正 2.00 D 的屈光度。应用 Intralase FS 激光设备可大幅减少角膜瓣厚度，使可切削的角膜增加，从而使可矫正的度数明显增加。

Ⅴ. 使手术更安全：过去 90% 的近视手术事故发生在角膜刀制作角膜瓣时，如角膜穿孔、角膜成形异常、切口偏心、切割不全、游离瓣等。已经报道 5 000 例运用飞秒激光制瓣的近视手术无一例事故，并且切削的厚度均匀一致。Intralase FS 激光设备已经把近视手术带进了更高的水平，即使是最有经验的医生用最好的板层刀也做不到那么精确的角膜瓣。Intralase FS 激光设备使医生更有信心完成薄的、曲率高的、小直径或扁平的角膜瓣的制作。

Ⅵ. 能够做成任何角度有瓣的边缘：这样可大大减少手术中对泪腺神经的切断，可有效地减少术后眼干燥症的发生。

（3）达芬奇飞秒激光仪

达芬奇飞秒激光仪全称为 Ziemer Femto LDV 仪，也被简称为 LDV 飞秒激光、Ziemer 飞秒激光或 Z-lasik 飞秒激光，是使用飞秒激光治疗近视的一种手术设备，也是该领域最先进的设备。

1）小光斑、低能量，对周围组织影响最小，切削面产生的气泡最小。

2）掀瓣后气泡立即消失，无须等待立即进入准分子手术程序。

3）角膜瓣厚度均一，可提高术后修复速度及术后视觉质量。

4）不残留任何组织连接，角膜瓣能轻松掀起。

5）角膜瓣及角膜基质表面光滑，术后快速修复并获得良好术后视功能。

6）眼位固定稳定，杜绝吸引丢失及其他预料之外的结果。

7）操作便利，Ziemer 飞秒激光适配任何准分子激光设备，患者仅需躺在准分子手术台上即可接受飞秒激光手术，无须转换手术床位。

8）应用范围广，既可用于准分子激光手术角膜瓣制作，也可完成板层角膜移植及角膜下基质环植入所需的角膜瓣切削。

（4）蔡司 VisuMax 飞秒激光系统

蔡司 VisuMax 飞秒激光系统是新一代全飞秒激光手术系统。德国蔡司 VisuMax SMILE 3.0 全飞秒激光手术于 2016 年 9 月通过了世界四大医疗技术安全认证体系，即美国食品药品监督管理局认证、欧洲符合性认证（CE）、中国的国家食品药品监督管理总局（CFDA，现国家市场监督管理总局）认证及日本厚生省认证，使近视矫正的安全性与精确度迈上了一个新台阶。

全飞秒激光手术又被称为"微笑（smile）手术"，是指在进行近视矫正手术的过程中，采用德国蔡司 VisuMax SMILE 3.0 全飞秒激光手术系统，全程应用飞秒激光技术的光爆破原理来完成。

1）特点：全飞秒激光手术改变了传统制作角膜瓣的手术方式，通过两次启动飞秒激光扫描制作微镜状的角膜组织膜片，并在角膜上方做一个 2～4 mm 的浅层小切口，就可以将飞秒激光制作的精确拟矫度数的小薄片角膜组织取出，从而达到改变角膜屈光力矫正视力的目的。

Ⅰ.微创、无瓣、安全性更高：全飞秒激光手术切口仅为 2～4 mm，减少了 80% 的边切，角膜面的损伤也减少了 30%。

Ⅱ.手术一步完成，术中舒适度更高：全程由一台设备完成，整个手术只需十几秒的时间，手术过程轻松、舒适，患者完全不用对手术存有恐惧心理。

Ⅲ.透镜取出原理，精确性更好：通过较小的激光能量，经高度光学系统聚焦，辅以高速发射频率，在完整角膜中制作一个均匀、光滑的基质透镜，再经微小的切口取出透镜。

Ⅳ.降低眼干燥症和并发症的发生：消除了准分子激光原位角膜磨镶术（LASIK）术后上皮植入，角膜瓣移位及医源性圆锥角膜的潜在风险,角膜神经损伤少,大幅度降低眼干燥症和并发症的发生概率。

2)新标准:蔡司 VisuMax 将专业的光学技术和复杂的制造工艺整合在一起,保证了更精确的治疗。整个治疗过程非常轻柔,对患者的损伤更小,体现了蔡司 VisuMax 全飞秒激光的新标准:精准、轻柔、高效。

Ⅰ.低能量高脉冲切削精确:以能量低于 170 nJ,发射频率高 500 kHz 的低能量高频率激光,通过高精度的蔡司光学系统聚焦,在角膜基质层进行完美精确的切割,产生平滑的角膜基质界面,而对周边组织几乎丝毫无损。

Ⅱ.独特的三维立体切割:弧形角膜接触环设计,手术中不需要压平角膜,即可在基质层中进行精确的三维立体切割。负压低,眼内压升高的程度较低,患者术中不会失明。直观的软件可以方便地调整治疗参数,进行个体化的治疗设计。

Ⅲ.操作轻柔,负压吸引时间短:参考患者视轴,进行精确的中心定位,弧形负压环与角膜接触完全接触后,启动与主机一体化的吸引系统进行负压吸引,并立刻开始发射激光。负压时间短,眼内压升高的程度较低,整个过程中患者依然可见。

Ⅳ.符合人体工程学的设计:操作者使用具有互动引导功能的触摸屏,操作方便,易于消毒。整个手术过程,在全视野显微镜下操作,内置的裂隙灯可以随时进行手术评价和观察。

51 什么是角膜板层激光手术?

角膜板层激光手术术中会先做一角膜瓣(包括了角膜上皮层、前弹力层、浅层角膜基质),将其掀开后在暴露的角膜基质床上进行准分子激光切削,根据制作角膜瓣的方式不同,分为准分子激光原位角膜磨镶术(LASIK)、前弹力层下激光角膜磨镶术

(SBK)、飞秒激光制瓣的准分子激光原位角膜磨镶术(FS-LASIK)。另外,全飞秒激光手术通过取出飞秒激光制作的基质内透镜,改变眼的屈光状态,也属于角膜板层激光手术,分为飞秒激光角膜基质透镜切除术(FLEx)、飞秒激光小切口角膜基质透镜取出术(SMILE)。

角膜板层激光手术的优势在于术中不破坏角膜上皮及前弹力层,大大降低了出现角膜上皮下雾状混浊的概率,且术后疼痛感轻,视力恢复仅需1~3天,发生屈光回退的概率低,因此成为目前开展最多、最广泛的近视手术。

(1)适应证

1)患者本人有摘镜愿望,对手术效果有合理的期望值。

2)年龄≥18周岁(除特殊情况,如择业要求、高度屈光参差、角膜疾病需要激光治疗等,年龄限制可适当放宽);术前在充分理解的基础上患者本人及家属须共同签署知情同意书。

3)屈光状态基本稳定(每年近视屈光度数增长不超过0.50 D,时间≥2年)。

4)屈光度数:近视≤-12.00 D,散光≤6.00 D,远视≤+6.00 D。采用仅以飞秒激光完成角膜基质微透镜并取出术式者,建议矫正屈光度数球镜与柱镜之和≤-10.00 D。使用各种激光设备矫正屈光不正度数范围应在国家市场监督管理总局批准的范围内。

(2)禁忌证

1)绝对禁忌证:①疑似圆锥角膜、已确诊的圆锥角膜或其他类型角膜扩张;②眼部活动性炎症反应和感染;③角膜厚度无法满足设定的切削深度,如中央角膜厚度<450 μm、预期切削后角膜瓣下剩余角膜中央基质厚度<250 μm(建议280 μm)、预期术后剩余角膜中央基质厚度小于术前角膜厚度50%;④重度眼干燥症;

⑤严重的眼附属器病变,如眼睑缺损、变形等;⑥尚未控制的青光眼;⑦影响视力的白内障;⑧未控制的全身结缔组织疾病及自身免疫病,如系统性红斑狼疮、类风湿关节炎、多发性硬化;⑨焦虑、抑郁等精神症状。

2)相对禁忌证:①对侧眼为法定盲眼;②超高度近视眼合并显著后巩膜葡萄肿、矫正视力<0.3;③轻度睑裂闭合不全;④眼眶、眼睑或眼球解剖结构异常致微型角膜刀或飞秒激光无法正常工作;⑤角膜过度陡峭(角膜曲率>47 D)或过度平坦(角膜曲率<38 D);⑥屈光状态不稳定,每 2 年屈光度数变化 1.00 D 以内;⑦角膜上皮黏附性差,如上皮基底膜营养不良、复发性角膜上皮糜烂等;⑧角膜基质或内皮营养不良;⑨中度眼干燥症;⑩在暗照明情况下瞳孔直径大于计划的角膜切削直径;⑪有单纯疱疹病毒性角膜炎病史;⑫有视网膜脱离及黄斑出血病史;⑬糖尿病;⑭青光眼(眼压控制良好);⑮有结缔组织病、自身免疫病病史;⑯妊娠期及哺乳期妇女;⑰发生角膜创伤高风险者;⑱正在服用某些全身药物,如糖皮质激素、雌激素、孕激素、免疫抑制剂、抗抑郁药物等;⑲年龄<18 周岁;⑳对手术期望值过高。

52 什么是飞秒激光手术?

飞秒激光手术全称为飞秒激光制瓣的准分子激光原位角膜磨镶术(FS-LASIK),是利用飞秒激光制作角膜瓣,然后利用准分子激光切削角膜基质层的手术,属于板层手术的一种。与传统的板层手术相比,飞秒激光制瓣精准度更高,且可以根据患者的角膜情况进行角膜瓣的厚度、直径、蒂的位置、边缘切口角度等设计,极大地减小了出现游离瓣、纽扣瓣、偏心瓣的发生率,安全性更高。

（1）大幅降低手术风险

在传统板层刀手术中，如果刀片旋转过程中发生负压环松脱等意外，角膜瓣的制作将彻底失败，手术只能等 3 个月以后再做，给患者和医生带来极大的心理压力。而飞秒激光手术如出现类似意外的情况，医生只需将负压环再次戴上，立即补充激光即可，不需要中断手术。因为飞秒激光在制作角膜瓣时，只产生一些水和气泡推开角膜组织，对组织无损伤，可对同一患处进行多次手术，安全性大大提高。

（2）复位更准确

板层刀是水平切削的，而眼球表面是一个球体，所以制作的角膜瓣剖面呈"杯盖"型，与眼球基体的固着性不够好；而飞秒激光制作的角膜瓣与眼球基体呈"地下井盖"型嵌入式咬合，复位轻松咬合紧密，不会错位，更不会出现碎瓣、纽扣瓣等并发症。同时，它的激光光源也避免了因使用板层刀可能导致的金属碎屑残留。

（3）避免医源性感染

将一次性手术刀片反复使用，大大增加了交叉感染等医疗隐患，"飞秒激光"使角膜手术离开了板层刀，手术过程中发生交叉感染的情况就成为历史。

（4）术后视觉质量更完美

飞秒激光可以精确地打开眼部组织分子链，制作出更均匀更完美的角膜瓣，有效避免了板层刀制瓣可能出现的医源性像差等，避免了雾天、下雨天以及夜晚开车等视物条件下出现的眩光、模糊等情况，让近视患者获得趋于完美的视觉质量。

（5）不受角膜曲率影响

过去受角膜厚度影响，有近 10% 的患者因近视太深、角膜太薄，基本无法接受传统的准分子激光原位角膜磨镶术（LASIK）等激光手术。而飞秒激光手术不受角膜曲率的影响,对角膜偏薄、角膜曲率变异大的近视患者来说是一大福音。

53 什么是角膜表层激光手术?

角膜分为5层,从外到内依次为角膜上皮层、前弹力层、角膜基质层(约占角膜厚度的90%)、后弹力层和角膜内皮层。角膜表层激光手术指将角膜上皮去除,暴露前弹力层,然后再进行准分子激光切削。根据去除角膜上皮的方式不同,分为准分子激光角膜切削术(PRK)、准分子激光上皮瓣下角膜磨镶术(LASEK)、微型角膜刀法准分子激光角膜上皮瓣下磨镶术(Epi-LASIK)、经上皮准分子激光角膜切削术(transPRK)。

角膜表层激光手术操作简单,术中并发症很少。矫正相同度数的屈光不正,角膜表层激光手术能比其他激光手术剩余更多的角膜基质厚度,对角膜生物力学的影响更小,适合角膜厚度偏薄的患者。但角膜表层激光手术的伤后愈合速度较慢,需要5~7天,其间会有明显的眼部刺激症状,如眼红、眼痛、畏光、流泪等,视力恢复也需要1~2周的时间。且角膜表层激光手术术后发生角膜上皮下雾状混浊的概率较高,需要较长时间使用糖皮质激素类滴眼液来预防或治疗,有发生激素性高眼压的风险。因此行角膜表层激光手术的患者,术后应具有良好的依从性,按时用药、定期复查,以预防术后并发症的发生。

(1)适应证

1)基本同板层手术,建议屈光度数≤-8.00 D。

2)特殊职业需求,如对抗性较强的运动员、武装警察等。

3)角膜偏薄、睑裂偏小、眼窝偏深等特殊解剖条件不易行板层手术。

4)增效手术预期剩余基质过薄,而角膜瓣厚度足够。

5）患者要求或医师建议行表面切削术。

6）角膜浅层疾病同时伴有屈光不正。

（2）禁忌证

1）绝对禁忌证：①可能影响角膜上皮愈合的重症眼表疾病；②眼部活动性炎症反应；③圆锥角膜或其他类型的角膜扩张；④角膜过薄，预估术后全角膜最薄点厚度<360 μm；⑤严重眼干燥症；⑥眼附属器严重病变，如眼睑缺损、变形等；⑦青光眼；⑧影响视力的白内障；⑨未控制的全身结缔组织病及自身免疫病，如系统性红斑狼疮、类风湿关节炎、多发性硬化等。

2）相对禁忌证：①对侧眼为法定盲眼；②高度近视眼合并显著后巩膜葡萄肿、矫正视力<0.3；③轻度睑裂闭合不全；④角膜基质或内皮营养不良（角膜内皮细胞数>1 500 个/mm^2）；⑤角膜地形图提示异常，如顿挫型圆锥角膜或其他类型角膜扩张（角膜外伤后角膜瘢痕、角膜移植手术后等）；⑥中度眼干燥症；⑦在暗照明情况下瞳孔直径大于计划的角膜切削直径；⑧有单纯疱疹病毒性角膜炎病史；⑨糖尿病；⑩青光眼（眼压控制良好）；⑪有结缔组织病、自身免疫病病史；⑫正在服用某些全身药物，如糖皮质激素、雌激素、孕激素、免疫抑制剂、抗抑郁药物等；⑬妊娠期及哺乳期妇女；⑭年龄<18 周岁。

54 什么是经上皮准分子激光角膜切削术？

经上皮准分子激光角膜切削术（transPRK）是使用准分子激光在角膜表面进行切削，去除角膜上皮层和浅层基质的手术，属于角膜表层激光手术的一种。相较于其他角膜表层激光手术，transPRK 手术利用准分子激光去除角膜上皮，降低了术后的疼痛感和发生角膜上皮下雾状混浊的概率。

（1）适应证

1）患者本人有摘镜愿望，对手术效果有合理的期望值。

2）一般年龄在18周岁以上（特殊情况，如择业要求、高度屈光参差等，年龄限制可适当放宽），术前在充分理解的基础上患者本人及家属须共同签字。

3）屈光状态基本稳定（每年近视屈光度数增长不超过0.50 D，时间≥2年）。

4）屈光不正度数在各种准分子激光设备的治疗范围内（依据国家药品监督管理局所批准的范围）。建议矫正屈光不正范围：近视屈光度数不超过-8.00 D，散光度数不超过6.00 D，远视屈光度数不超过+6.00 D。

5）特殊职业需求，如对抗性较强的运动员等。

6）角膜偏薄、睑裂偏小、眼窝偏深等特殊解剖条件不易行板层手术者。

7）近视手术后的增强手术。

8）角膜浅层有瘢痕，表面不规则，尤其上皮厚度分布不均匀，需要行地形图或像差等个性化切削者。

（2）禁忌证

1）绝对禁忌证：①可能影响角膜上皮愈合的重症眼表疾病；②眼部活动性炎症反应；③圆锥角膜或其他类型的角膜扩张；④角膜过薄，预估术后全角膜最薄点厚度<360 μm；⑤严重眼干燥症；⑥眼附属器严重病变，如眼睑缺损、变形等；⑦青光眼；⑧影响视力的白内障；⑨未控制的全身结缔组织病及自身免疫病，如系统性红斑狼疮、类风湿关节炎、多发性硬化等。

2）相对禁忌证：①对侧眼为法定盲眼；②超高度近视眼伴显著后巩膜葡萄肿，矫正视力低下；③轻度睑裂闭合不全；④角膜基质或内皮营养不良；⑤中度眼干燥症；⑥在暗照明状态下瞳孔直径大于预期的切削直径;⑦具有单纯疱疹性或带状疱疹性角膜炎病史;⑧糖尿病;⑨具有结缔组织病、自身免疫病病史;⑩正在服用免疫抑制剂、糖皮质激素、雌激素、孕激素等全身药物;⑪妊娠期及哺乳早期妇女;⑫18 周岁以下;⑬瘢痕体质;⑭焦虑、抑郁等及对手术期望值过高。

55 什么是全飞秒激光手术?

全飞秒激光手术有两种:①飞秒激光角膜基质透镜取出术(FLEx)。使用飞秒激光对角膜基质层进行两次不同深度的扫描,两次扫描按照预设的角膜瓣厚度和需矫正的屈光度进行,相当于制作了一个微透镜,掀开角膜瓣后,分离并取出微透镜,再将角膜瓣复位。②飞秒激光小切口角膜基质透镜取出术(SMILE)。使用飞秒激光对角膜基质层进行两次不同深度的扫描,不同于 FLEx手术的是,角膜瓣边缘仅做 2 ~ 4 mm 长的弧形侧切,其余瓣周不做切割,通过小切口分离并取出微透镜。

大家所说的全飞秒激光手术多指飞秒激光小切口角膜基质透镜取出术,因其切口小,没有制作角膜瓣,没有术后角膜瓣移位的可能,安全性更高,且角膜周边的神经保护更好、更完整。

(1)适应证

1)患者本人具有通过飞秒激光小切口角膜基质透镜取出术改善屈光状态的愿望,心理健康,对手术疗效具有合理的期望。

2)年龄在 18 周岁及以上的近视、散光患者(特殊情况除外,如有择业要求、高度屈光参差等,年龄限制可适当放宽);术前在充分理解的基础上,患者本人或必要时家属须共同签署知情同意书。

3)屈光度数:相对稳定(在过去 1 年内屈光度数变化≤0.50 D)。范围为球镜度数 −1.00 ~ −10.00 D,柱镜度数≤−5.00 D。矫正极低屈光度数需酌情而定。

4）角膜：透明，无明显云翳或斑翳；角膜地形图检查形态正常，无圆锥角膜倾向。

5）无其他眼部疾病和（或）影响手术恢复的全身器质性病变。

6）经术前检查排除手术禁忌证者。

7）其他参考准分子激光角膜切削术、准分子激光角膜上皮瓣下磨镶术及准分子激光原位角膜磨镶术等角膜激光手术。

（2）禁忌证

1）绝对禁忌证：①患者头位不能处于正常位置；②重度弱视；③圆锥角膜或可疑圆锥角膜；④其他角膜扩张性疾病及变性；⑤近期反复发作病毒性角膜炎等角膜疾病；⑥重度眼干燥症、干燥综合征；⑦角膜过薄，目前可参考但需进一步循证医学支持的标准，预计透镜取出后角膜中央残留基质床厚度<250 μm（一般角膜基质床剩余厚度应至少>250 μm，建议 280 μm 以上），透镜过薄（<20 μm）；⑧存在活动性眼部病变或感染；⑨严重的眼附属器病变，如眼睑缺损和变形、严重眼睑闭合不全；⑩未控制的青光眼；⑪严重影响视力的白内障；⑫严重的角膜疾病，如明显的角膜斑翳等角膜混浊、边缘性角膜变性、角膜基质或内皮营养不良以及其他角膜疾病，角膜移植术后、放射状角膜切开术后等角膜手术后，眼外伤、严重眼表和眼底疾病等；⑬存在全身结缔组织疾病或自身免疫病，如系统性红斑狼疮、类风湿关节炎、多发性硬化等；⑭已知存在焦虑、抑郁等严重心理、精神疾病；⑮全身系统性疾病或精神疾病，如癫痫、癔症等致无法配合检查和手术的疾病。

2）相对禁忌证：①年龄未满 18 周岁；②屈光度数不稳定（在过去 1 年内屈光度数变化>0.50 D）；③角膜相对较薄；④角膜过度陡峭（角膜曲率>48 D）或过度平坦（角膜曲率<38 D）；⑤角膜中央光学区存在云翳、较明显的角膜血管翳；⑥角膜上皮及上皮基底膜病变，如上皮基底膜营养不良、复发性角膜上皮糜烂等；

⑦暗光下瞳孔直径明显大于切削区直径；⑧眼底病变，如视网膜脱离、黄斑病变等；⑨在术前视功能检查中发现的眼动参数明显异常，包括调节、集合等影响手术效果的参数；⑩妊娠期和产后哺乳期；⑪眼压偏高但已排除青光眼、已控制的青光眼；⑫轻度睑裂闭合不全、面瘫；⑬轻、中度眼干燥症；⑭未得到控制的甲状腺相关眼病；⑮糖尿病；⑯正在服用全身药物，如糖皮质激素、雌激素、孕激素、免疫抑制剂等。

56 什么是有晶状体眼后房型人工晶状体植入手术？

有晶状体眼后房型人工晶状体（implantable collamer lens，ICL）像一个微小的镜片，通过手术植入眼球内虹膜和自身晶状体之间。ICL 植入手术不切削角膜，不改变眼部屈光系统原有的结构，术后视觉质量优于角膜激光手术。ICL 植入手术具有可逆性，如发生术后并发症或患其他眼病需要治疗，可以将 ICL 取出。

ICL 材料为具有高度生物相容性的亲水胶原蛋白，甲基丙烯酸羟乙酯（hydroxyethyl methacrylate，HEMA）简称为胶原聚合物，该材料的最大特点是能在 ICL 表面自然沉积一层纤维蛋白，而纤维蛋白又能抑制蛋白水溶液的整合。ICL 光学部直径为 4.9 ~ 5.8 mm，晶状体超薄，最薄处仅 50 μm，光学特性接近自然晶状体，可吸收紧外线，可折叠，可取出。有晶状体眼后房型人工晶状体的发展经历过 V1、V2、V3、V4 和 V4c 的更新换代。目前临床上在用的 ICL 产品为 ICL-V4c。ICL-V4c 有 4 种晶状体直径，分别为 12.1 mm、12.6 mm、13.2 mm、13.7 mm。与 ICL-V4 相比，新型 ICL-V4c 的矫正范围是从 50 度近视开始，散光的矫正范围是 50 ~ 600 度，还可以矫正混合散光。ICL-V4c 在设计上较 ICL-V4 新增了 3 个小孔，可以让房水自由流通，术前不需要行虹膜激光周切这个步骤，并且不会显著影响术后的视觉质量和眼内散射。ICL-V4c 晶状体自带孔，其中央孔的作用一是可以有效地使房水持续从后房流入前房，有效地防止由于虹膜周切孔阻塞或太小引起术后高眼压；二是中央孔的存在可能由于提供晶状体更多的自然房水流通而保护晶状体，从而减少白内障的发生。

（1）适应证

1）患者本人有通过有晶状体眼后房型人工晶状体植入手术改善屈光状态的愿望，对手术疗效具有合理的期望。

2）18～45 岁。超出此年龄范围者若有择业要求、高度屈光参差、角膜疾病需行治疗，则可酌情而定。术前在充分沟通的基础上，患者本人或法定授权代理人签署知情同意书。

3）近视眼或合并散光的患者。-10.00 D 及以上高度近视眼的首选矫正方式，中低度近视眼酌情选择。一般要求屈光度数相对稳定，即连续 2 年每年屈光度数变化≤0.50 D。

4）角膜内皮细胞计数≥2 000 个/mm^2，细胞形态稳定。

5）一般要求前房深度≥2.80 mm（屈光性后房型人工晶状体要求前房深度≥2.60 mm），房角开放。

6）无其他明显影响视力的眼部疾病和（或）影响手术恢复的全身器质性病变。

（2）禁忌证

1）绝对禁忌证：①圆锥角膜或其他角膜扩张性变化处于未稳定状态；②角膜内皮营养不良；③重度眼干燥症；④活动性眼部病变或感染；⑤严重的眼附属器病变，如眼睑缺损和变形、严重眼睑闭合不全；⑥青光眼；⑦白内障；⑧明显影响视力的眼底疾病；⑨严重焦虑、抑郁等心理、精神疾病；⑩无法配合检查和手术的疾病，如癫痫、癔症等；⑪严重甲状腺功能亢进症及其突眼且病情尚未稳定。

2）相对禁忌证：①屈光度数不稳定（每 2 年屈光度数变化在
1.00 D 或以上）；②影响散光矫正型人工晶状体定位的睫状体囊
肿；③经过治疗并稳定的眼底病变，如视网膜脱离、黄斑病变等；
④在术前视功能检查中发现视功能参数明显异常，包括调节、集
合等影响手术效果等参数；⑤妊娠期和产后哺乳期；⑥存在全身
结缔组织病或自身免疫病，如系统性红斑狼疮、类风湿关节炎、多
发性硬化等（经过相关专科医师评估后认为不影响手术及效果者
除外）。

57 全飞秒激光小切口角膜基质透镜取出术有什么优点和局限性？

全飞秒激光小切口角膜基质透镜取出术（SMILE）全程利用
飞秒激光扫描，在角膜基质内制作微透镜，通过 2 ~ 4 mm 的微小
切口将其分离并取出。

该手术优点如下：①切口小，术后疼痛感轻，遗留的手术瘢痕
小；②术后视力恢复快；③不制作角膜瓣，不存在角膜瓣相关并发
症的风险，安全性高；④损伤角膜神经更少，术后眼干燥症状
较轻。

该手术局限性如下：①不能矫正远视，也不适用于过高的近
视或散光，更适合中、低度近视和散光的患者；②飞秒激光扫描时
间相对较长，对患者术中配合度要求较高，如患者紧张，进行激光
扫描时挤眼睛、转动眼球，可能影响手术进程；③目前该手术还无
法应用虹膜跟踪、角膜巩膜缘组织血管识别、瞳孔偏移补偿等技
术，也不能进行角膜地形图或波前相差引导；④高度近视患者术
后可能发生屈光回退。

因此，全飞秒激光小切口角膜基质透镜取出术适合度数不
高、角膜形态规则的近视、散光患者。军人、警察、消防员等特种

职业或热爱运动、极限运动的人群也可以优先选择全飞秒激光小切口角膜基质透镜取出术。

58 飞秒激光制瓣的准分子激光原位角膜磨镶术有什么优点和局限性?

飞秒激光制瓣的准分子激光原位角膜磨镶术(FS-LASIK)利用飞秒激光制作角膜瓣,然后利用准分子激光切削角膜基质层,改变角膜曲率。

该手术优点如下:①相对于全飞秒激光小切口角膜基质透镜取出术(SMILE),该手术适用的近视、散光矫正范围更广,且能矫正远视;②可以应用虹膜跟踪、角膜巩膜缘组织血管识别、瞳孔偏移补偿等技术,也能进行角膜地形图或波前相差引导,从而降低术后高阶像差;③术后视力恢复快。

该手术局限性如下:①需使用飞秒激光仪和准分子激光仪两台设备,手术时间稍长;②角膜表面切口较大,周长约20 mm,在受到较大外力打击时,有伤口移位、角膜瓣皱褶的可能;③损伤角膜神经较多,术后眼干燥症状较明显;④高度近视患者术后可能发生屈光回退。

因此,飞秒激光制瓣的准分子激光原位角膜磨镶术适合大多数近视、远视、散光的患者。

59 经上皮准分子激光角膜切削术有什么优点和局限性?

经上皮准分子激光角膜切削术(transPRK)不制作角膜瓣,而是使用准分子激光直接在角膜表面进行切削。

该手术优点如下:①术后能剩余更多的角膜基质,对于角膜偏薄的患者安全性更高;②术后角膜表面没有切口,不存在角膜瓣相关并发症的风险;③可以应用虹膜跟踪、角膜巩膜缘组织血管识别、瞳孔偏移补偿等技术,也能进行角膜地形图或波前相差引导,从而降低术后高阶像差。

该手术局限性如下:①术后角膜上皮愈合需要 5～7 天时间,其间眼部刺激症状明显,如眼红、眼痛、畏光、流泪等,视力恢复也需要 1～2 周的时间;②术后发生角膜上皮下雾状混浊和屈光回退的概率较高,需要较长时间使用糖皮质激素类滴眼液来预防或治疗,有发生激素性高眼压的风险;③不适合 600 度以上的高度近视。

因此,经上皮准分子激光角膜切削术适合度数不高的近视、远视、散光,且术后有充足的时间休息恢复,能按时复查的患者。如果角膜厚度偏薄、度数不高,也适合选择经上皮准分子激光角膜切削术。

60 有晶状体眼后房型人工晶状体植入手术有什么优点和局限性?

有晶状体眼后房型人工晶状体(ICL)植入手术是根据每个人眼部的具体情况定制合适度数及尺寸的人工晶状体,然后植入眼内。

该手术优点如下:①矫正范围广,可矫正近视加散光最高 1 800 度,且术后视力有可能超过术前戴框架眼镜的视力;②不切削角膜,术后发生眼干燥症的概率更低,不改变眼部屈光系统原有的结构,术后视觉质量优于角膜激光手术;③不用担心屈光回退,术后效果更稳定;④有晶状体眼后房型人工晶状体材料有防紫外线成分;⑤可逆,如发生术后并发症,或患其他眼病需要治疗,可以将有晶状体眼后房型人工晶状体取出。

该手术局限性如下:①属于内眼手术,存在内眼手术风险,对手术医生技术、手术室环境要求更高;②有晶状体眼后房型人工晶状体需要定制,术前检查项目较多,定制周期长;③手术费用较高;④目前我国没有批准矫正远视的有晶状体眼后房型人工晶状体,仅适用于近视和散光的患者。

因此,有晶状体眼后房型人工晶状体植入手术适合大多数近视、散光的患者。对于800度以上的高度近视,其术后效果明显优于角膜激光手术。如果角膜厚度偏薄,也可以优先选择有晶状体眼后房型人工晶状体植入手术。

（段嘉欢　焦　研）

了解角膜近视
手术全过程

五、了解近视手术当日的相关注意事项

61 做近视手术当天需要注意什么?

做近视手术当天需要注意的事项包括手术前注意事项、手术时注意事项以及手术完成后注意事项。

(1)手术前注意事项

1)想要做近视手术,需要经过术前从角膜至眼底一系列综合检查评估,从而确认眼睛条件适合进行近视手术才能预约进入手术准备环节。通常情况下近视患者一般会选择配戴框架眼镜或者角膜接触镜来达到看清的目的,由于角膜接触镜是直接接触角膜,那么配戴角膜接触镜会直接造成角膜形态的改变,所以在检查前或者手术前均需要暂停配戴角膜接触镜。角膜接触镜常见有软性角膜接触镜和硬性角膜接触镜。在检查或手术前软性角膜接触镜至少停戴1周;而硬性角膜接触镜如角膜塑形镜,需停戴3个月以上并通过反复复查确认数据稳定方可安排手术。

2)手术前一天应提前洗澡做好个人卫生,适当调整休息时间以保证充足睡眠,为手术当天保持良好的精神状态配合手术做准备。手术当日需清水洁面,不能使用任何带香味或刺激性气味的化妆品如护肤品、发胶等,要求不得化妆,禁止吸烟。因香味及刺激性气味容易影响激光能量,从而可能造成手术效果的误差。

3）手术当日需正常饮食，避免因空腹及紧张从而造成低血糖反应。

4）手术当日穿着纯棉低领服装，因设备要求手术室温度 19~21 ℃，患者本人根据个人习惯增减衣物注意保暖。

5）手术当日可以准备墨镜或遮阳帽，方便在手术后外出时佩戴。

6）近视手术虽然视力恢复较快，但刚完成手术时多数患者有视物模糊感，需数小时后得以缓解，故手术当日患者本人不可自行驾车，建议由家人陪同前往医院。

7）除个人准备外，术前需遵照医嘱使用 1~3 天抗生素滴眼液或眼用凝胶，用来清洁结膜囊，同时起到预防手术后发生眼部感染的作用。常用的药品有盐酸左氧氯沙星滴眼液、妥布霉素滴眼液、莫西沙星滴眼液、加替沙星眼用凝胶等。角膜激光手术一般在术前 1~3 天开始用药。人工晶状体植入手术为内眼手术，一般需手术前 3 天用药；如果术前点药的次数或时间不够，可能会有诱发感染的风险，医生会根据您具体点药情况调整手术日期。因此在正式手术前，一定要按医嘱认真点术前眼药。如果点眼期间偶发局部刺激感觉，一般属正常现象，若出现明显眼红、眼痒、皮疹等不适，应及时就医。

8）角膜激光手术为了保证手术的顺利进行，术前需遵照医嘱进行注视训练。练习时可选择平躺或者坐着的体位，用左手遮住左眼，伸出右手示指，右手与右眼保持 20~30 cm（约一臂距离），右眼凝视右手示指尖 30 秒以上。然后再交换手和眼睛，做左眼练习。练习中最重要的是保持心情放松，在手术中并无疼痛等特殊不适感，只需注视眼前方闪烁的绿灯，绿灯的作用是定位，看到绿灯后就只管往那个方向看，因为后面绿灯光亮会逐渐消失，保持眼球尽量不要大幅度转动和头部活动，坚持 20~30 秒即可。

（2）手术时注意事项

1）角膜激光手术：进入手术室后护士会进行结膜囊冲洗及眼周的消毒，点表面麻醉药，术中我们需要保持轻松平和的心态，手术时医生会使用特制开睑器将眼睑撑开，过程中没有疼痛感，但在手术中我们需要尽量保持双眼轻松地睁开，不要做刻意的用力挤眼和闭眼等动作。手术过程中，需要认真聆听医生的指导并做配合盯住绿色的指示灯即可，手术时间非常短，手术完成后休息数十分钟就可以离开医院。

2）人工晶状体植入手术：属于内眼手术，手术总时长为 15 ~ 20 分钟，进入手术室后护士会进行结膜囊冲洗及眼周的消毒，点表面麻醉药，术中患者需要保持轻松平和的心态，聆听医生的指导进行配合。人工晶状体植入手术术后需要在医院留观数小时，观察眼压及晶状体拱高情况。

（3）手术完成后注意事项

1）角膜激光手术：完成后建议在医院休息 10 ~ 30 分钟，自觉没有任何不适根据医嘱回家休息用药。

2）人工晶状体植入手术：完成后在规定区域内休息，静候术后的两次眼睛复查，在两次眼睛复查没有问题后方可回家。并遵医嘱用药。

3）手术后 1 ~ 2 小时，受表面麻醉药药效减退会有轻微的不适感，如轻微疼痛、流泪、畏光、异物感、酸胀等，一般会在术后 6 ~ 8 小时逐渐减轻缓解。此时建议佩戴好护目眼罩闭目休息，通过睡觉会较为有效地减轻不适感。如需睁眼睛时一定注意轻睁、轻闭，不可做挤眼睛或用力转动眼球的动作，更不可以直接触碰眼睛，若流泪需等眼泪流到脸颊上再擦。眼睛因有伤口不可进水。因完成手术时间较短，手机、电脑等电子产品暂不接触。饮食上避免辛辣、刺激食物，忌烟、酒。

62 对疼痛较敏感的患者能做近视手术吗?

疼痛是人们寻医最常见的原因之一。一般来说,疼痛是身体受伤或出现问题时所发出的警报信息,应该说这是好事。然而不幸的是,其实每个人对疼痛的敏感度不同,描述的感受也不同。因为每个人的健康状况是由心理、环境和基因因素综合作用的结果。不是所有的病都有疼痛的信号,像心脏病或糖尿病,不过它们同样也是这三方面因素作用的结果。而且,不同的家族基因也会导致每个人对疼痛的敏感度大不一样。此外,身心状态、曾经历的创伤和环境因素也会影响人们对疼痛的反应。

在临床上绝大部分患者的反馈都是没有疼痛感,但不排除有极小部分患者确实对疼痛敏感或是对麻醉药不敏感,反馈了术中的疼痛与不适,但这极小部分患者均表达是可以承受并配合完成手术的。

角膜激光手术是运用冷激光,在微电脑控制下,直接做用于角膜前弹力层,从根本上改变角膜曲率,重塑角膜弧度,手术过程只需 10~20 分钟就可达到治疗近视、远视和散光的目的。由于是冷激光,对眼部周围组织无任何损伤,具有安全、无痛、快捷的特点。手术是在角膜上进行的,而角膜上并没有血管,表面有丰富的神经末梢,而患者反馈的疼痛就来源于神经末梢的敏感性。在近视手术前,护士会进行术眼的消毒和准备,医生会通过几次滴眼部表面麻醉药,来麻醉角膜表面的神经末梢,因此在手术过程中一般不会有非常明显的疼痛感。特别紧张的患者,医生会适当增加麻醉药剂量后,也能顺利完成手术。偶尔有患者术中感觉到眼睛胀痛、酸痛或异物感等,但是一般程度都较轻。

通常情况下会有部分患者反馈术后眼睛不适甚至疼痛。一般半飞秒激光手术术后会有异物感,而全飞秒激光手术的异物感没有那么明显,一般术后几个小时异物感就消失了。而疼痛大部分为角膜表层激光手术患者的反馈,因为角膜表层激光手术原理的关系,术中需要去掉上皮层并配戴绷带镜以促进眼睛恢复,故角膜表层激光手术不仅有明显异物感,更是术后不适感最强烈的手术方式。

人工晶状体植入手术由于在角膜上没有创面,角膜上皮保持完整,仅仅在角巩膜缘做了一个 2.8 ~ 3.0 mm 的小的切口,所以疼痛非常轻微。

所以对于手术是否有疼痛感这个问题因人而异,更因选择的手术方式而有所不同。但临床长期观察此类不适感或疼痛感均为可承受的程度,所以术前不需要因为惧怕手术疼痛导致过度紧张。

63 手术大约需要多长时间?

近视手术其实是非常快速的手术方式。手术量大、技术成熟的医院,一个医生一天甚至可以完成数十台手术。而从进入手术室穿衣、消毒,到准备好躺在手术床上,再到配合医生完成激光治疗,最后手术结束走出手术室,整个过程往往只需十几分钟,甚至医生技术好的情况下,不足 10 分钟就能完成一台全飞秒激光手术,时间非常短。而真正激光治疗近视的时间更是以秒来计算,通常数十秒就能结束。对于人工晶状体植入手术来说,手术需要的时间同样很短,一般人工晶状体植入手术中做一只眼的时间与角膜激光手术中做双眼的时间大致相当。但这样快速的手术更需要患者与医生之间的信任与配合。如果患者术中不配合,一台手术也有可能需要数小时才能完成。

所以,如果想更好、更快地完成手术,这里的小提示请注意!

其一,角膜激光手术前会在眼部滴表面麻醉药,麻醉后眼睛是没有痛觉的,但是有一些患者会出现眼酸、视物模糊、眼胀等症状,这些现象都是正常的,无须紧张,此时只需放松心情配合医生即可。

其二,医生在做激光扫描前,会在患者眼睛里面放置一个撑开眼睛的开睑器,此时在医生触碰眼部时不要紧张,眼球不要转动躲避,保持心态平和。

其三,手术最关键的时刻,在术中激光扫描开始的时候,眼睛要直视正上方的注视灯,保持30秒左右。在注视的时候绿点会逐渐消失,这个时候虽然绿点消失了,但是眼睛也不要动,要保持原先的状态。激光扫描结束以后,视物仍是模糊的,还要继续保持眼睛不要动,双眼睁开直视正上方,注视最亮的地方就可以了。所以术前进行注视训练非常重要!练习时要注意观察两眼交替注视是否能盯住30秒;术前可通过观看手术视频,对手术过程进行了解,从而缓解术中紧张感,也能更好地配合医生手术,手术时间也会大大缩短。配合越好,手术时间越短!

如果手术过程中无法配合,可能会面临暂时取消手术的情况,或者手术进行到一半配合出现问题也有可能要更改手术方式,那么整体手术时间就会被延长。

64 做近视手术当天对患者着装有什么要求吗?

我们要知道手术室是一个无菌的环境,小到一个海绵大到一部手术机都需要保证无菌,所以医生在进入手术室之前,都要进行严格的消毒洗手、更换衣物之后才能够进入手术室。

那么对于患者,在大多数人的印象当中,做手术时需要脱掉全部的衣物。其实到底需不需要脱光衣物是根据手术的类型来决定的,之所以要求患者脱掉衣物是为了满足无菌条件的需求。

手术必须在无菌的条件下进行,需要患者脱光衣物,是需要对患者的手术部位和周围进行消毒,如果穿着衣物的话,消毒的面积就会有所限制。

近视手术是在眼睛上完成的,其消毒范围是以睑裂为中心,由内到外向四周扩展。上方达发际,内侧过鼻中线,下方到上唇平面,外侧到耳根部,消毒区域呈四方形。其主要消毒范围在颜面部。故对于着装上不需要脱光衣物,一般建议穿圆领、低领较为舒适的衣物,因为近视手术患者术中全程清醒,过程中需要与医生沟通配合,舒适的衣服可以有效缓解患者的紧张情绪,更好地配合手术。

1)手术当天不建议穿领口过紧的高领服饰。首先,穿着高领衣物在变换姿势的同时有可能会污染到面部已消毒区域,同时考虑在手术的过程中如果出现意外情况,高领衣物会影响抢救前评估工作的开展。其次,在做近视手术前,通常需要先将手术器材消毒,而衣服本身并不能进行消毒,且手术器材可能会被衣服中存有的病菌污染,如果术后处理不当,可能会导致眼部出现感染,进而严重影响手术效果。最后,手术当天伤口还未愈合,要避免触碰到眼睛,领口过紧的高领衣服在穿脱时容易碰到眼睛。

2)手术当天因手术体位需要平躺仰卧在手术床的头位卡槽内,帽衫后面的帽子躺下来会不平整,导致体位不标准,或导致术中头位不稳定,因此手术当天不能穿帽衫。

3)手术当天女士尽量不穿裙装,尤其是较长的拖地裙装,过长、裙摆过大的裙装不方便上、下手术床,容易出现跌倒坠床。

4)手术当天不建议女士穿高跟鞋或者拖鞋,进入手术室需要穿一次性鞋套,高跟鞋和拖鞋穿鞋套后容易打滑不安全。

5)由于近视手术非常精细,就算只是细微的飞絮都有可能通过层流手术室的空气进入眼内从而影响手术效果,所以手术当天不建议穿着皮草等含有大量绒毛的服饰。

6)另外,近视手术的设备对环境温度要求极高,手术室常年保持在 19～21 ℃,以保证设备的正常运行以及激光能量的稳定性。冬季不建议穿过于厚重的棉服,不用担心手术室太冷,进入手术室还需要穿一层一次性隔离衣,过于厚重的棉服外再穿一层隔离衣反而会不舒服。所以建议根据个人习惯与体质增减适宜的服饰。

65 做近视手术当天能用化妆品吗?

手术当天是不能化妆的,手术当天建议清水洁面,同时不使用任何的化妆品,更不能化颜面部的彩妆等。为避免手术感染,术前会进行面部的消毒,使用化妆品一方面可能会影响消毒的效果,另一方面会在消毒过程中使化妆品混入消毒液中,如不慎进入眼内有可能引起感染或严重炎症反应、损伤角膜的风险等,从而导致手术改期。

化妆品尤其是眼影基本为粉质质地,上妆时可能会飞粉进入眼内并附着,术前需加大结膜囊清洗,如过分冲洗刺激眼睛可能出现眼红的症状,从而导致手术改期。另外,术前需将嫁接的假睫毛卸除以保证手术消毒效果,同时降低术后感染风险。

对于手术而言,化妆品多含有一定量易挥发的香味,这些香味会在手术时弥漫在空气中,而多数的香气为大分子物质,这些物质在空气中可能会影响准分子激光的能量从而影响手术效果。

此外,在手术后化妆也需慎重,一般建议在手术 1 个月后可化面部彩妆,而眼部妆容建议尽量在手术完成 3 个月以后。因为眼睛做完手术之后需要一定的时间来进行恢复,多数患者术后最多的反馈是眼睛干涩,而眼部彩妆可能会影响睑板腺功能从而加重眼睛干涩症状,这样就会导致恢复时间变长或者眼睛出现一些其他情况。另外,化妆的时候一定要注意避免化妆品进入眼睛里,否则很容易出现感染。近视手术术后需谨遵医嘱规范用药、合理用眼、定时复诊。

66 做近视手术当天可以喷香水吗?

做近视手术前忌用任何化妆品。在手术当天洗脸后,是不可以化妆的,主要是避免术前眼部清洁困难,如清洁不彻底,会使细小颗粒进入手术区域从而影响手术安全。而香水一类含有香气的化妆品更是禁忌!除此之外,一些有刺激性气味的食物如葱、蒜等,甚至烟味等刺激性气味也是手术前需特别规避的。这类含有挥发性物质的化妆品或食物气味会在手术中干扰激光的工作状态,从而影响手术效果。

因为近视手术是在无菌、恒温、恒湿的百级层流手术室内进行的,医生需从环境上排除影响手术的任何干扰因素。而价值百万的近视手术设备是个"易敏体质",它非常容易受温度、湿度甚至是特殊性气味干扰,因为这些易挥发的物质会漂浮于空气中从而影响激光能量的稳定性,最终导致影响手术效果。

那么在手术室,医生会把控温度、湿度的标准,但对于患者身上的气味则需要患者本人来控制。故术前的个人准备如洗澡、护发均需提前一日进行,如平时使用的洗护用品气味留香持久,则建议较少用量或避免使用。手术当天仅使用清水洁面,同时不使用任何有气味的化妆品。而手术当日需注意不穿着带有香水气味或金纺等香味的衣服进入手术室。手术当天饮食尽量清淡,避免食用气味性较大的食品如葱、蒜甚至是口香糖,男士当日避免吸烟、饮酒。

充分的个人准备是手术安全必不可少的一环,更是患者力所能及的第一步。

67 手术过程中由于太紧张不能配合手术怎么办?

做近视眼手术之前需要进行详细的术前检查,要保持良好的心态,不要有太大的心理压力。由于手术室为封闭环境,患者不知道具体手术过程,很容易造成术前紧张、害怕。患者在术前可以充分阅读手术知情同意书,提前观看一些手术视频,了解手术流程和术后恢复情况。

(1)充分了解手术、放平心态

术前一晚不要熬夜,保持充足的睡眠。术前一定要吃饭,极度紧张状态下不吃饭会引起低血糖症。

近视手术开始前医务人员会以点眼的形式进行眼表局部麻醉,从而抑制手术过程中眼睛的疼痛感。麻醉过后通常情况下术中是没有疼痛感的,但对于麻醉不敏感人群,也可请示医务人员在正常范围内适当追加表面麻醉的剂量以缓解疼痛感。再者,为了避免术中眨眼,术中会放一个开睑器来撑开眼睑,这样能够帮助患者术中很好地睁开眼睛。在此期间患者不要用力地挤眼睛,要顺着开睑器张开的力量睁开眼睛,保持自然状态,要不然会觉得眼睛很痛。手术中,医生会告知每一步操作该怎么配合,因此患者不用紧张。如果患者在术中还是紧张,也可以请医护人员播放一些轻音乐缓解紧张的情绪。

(2)做好术前的眼睛训练

主要包括5个训练:注视训练、不躲避训练、强光训练、双眼睁开训练、撑眼训练。记住这些训练是躺在床上练习的,因为这样可以模拟上手术台的感觉。

1)注视训练:摘下眼镜,平躺在床上,去掉枕头,双眼同时睁开,训练右眼时,左手遮住左眼(注意睁开),右臂伸直并伸出右手示指在右眼前方50 cm处,注视右手示指指尖,坚持30秒钟(可以数30个数),然后交替练习另一只眼,反复练习。练习过程中会感觉眼睛有些酸涩,可以眨眼睛,但眼球不要转动。

2)不躲避训练:在手术过程中可能因为器械或是负压环靠近眼睛产生躲避现象,建议在术前做好不躲避训练。可将右手伸出示指置于眼前30 cm处,逐渐靠近右眼,确保眼睛不转动;左眼用同样的方法训练。做好这个训练,可以在医生做操作的时候眼睛也不会转得太厉害。

3)强光训练:患者在手术过程中可能因为手术光源而闭眼,造成手术不配合,建议在术前做好强光训练。可将照明适度光源,比如手电筒,置于眼前30 cm处,双眼保持同时睁开,尽量坚持注视30秒,闭眼休息30秒。

4)双眼睁开训练:做手术时,另一只眼睛会被手术孔巾遮住,但是被遮住的眼睛也要保持自然睁开状态。无论做哪只眼睛的手术,另一只眼睛都要睁开,不可以睁一只眼闭一只眼,因为这种做法可能会导致眼睛发生眼位的变化,影响手术进行。

5)撑眼训练:手术时可能因为开睑器的撑开作用产生不适,继而闭眼影响手术,建议术前做好撑眼训练。利用右手大拇指和示指睁开右眼上、下眼睑,模拟术中开睑器,保持双眼睁开,可以自然且轻微眨眼,切记不可用力眨眼或是挤眼睛,坚持30秒,闭眼休息30秒。

(3)选择有经验的医生

飞秒激光是非常安全的,如果眼球转动的话,机器就会暂停,如果手术医生经验丰富,还可以重新设计手术方案再继续手术,所以手术前一定要选择手术经验丰富的医院和医生。

68 手术过程中眼睛睁不开怎么办?

我们要先知道为什么会睁不开眼睛?睁不开眼睛其实是人的本能反应——条件反射,就好比"沸水烫手,立刻缩回""强光照射,瞬间闭眼",都是生来就有的反射。但手术时是可以通过后天有意识的训练来达到一个可控的效果的。就好比不是所有人第一次戴角膜接触镜都可以非常顺利地配戴好,毕竟角膜接触镜是一个异物且需要直接接触角膜,通过反复正确的手法,多次配戴后熟能生巧,此时眼睛通过一段时间的适应能够接受外来异物的刺激,从而可以顺利且快速地配戴好角膜接触镜。

做近视手术前医生会完成从角膜到眼底一系列的术前检查,有些检查同样需要患者控制睁大双眼,所以如果患者术前检查和术前滴眼能够配合医务人员,原则来说手术配合是非常容易的,因为做近视手术非常快速,激光治疗只需几十秒钟就能完成。术前会有专业的工作人员指导进行手术配合的注视训练,其主要目的如同反复配戴角膜接触镜一样,通过练习达到熟能生巧且不再惧怕手术的目的。手术时医生会点表面麻醉剂来缓解手术疼痛,此时手术只需放松心情,认真聆听并配合手术医生盯住指示灯即可。资历深、技术好的医生甚至会提前与患者做术前情绪疏导以缓解紧张感,手术时患者的眼睛会被专业的手术器械——开睑器,把上下眼睑撑开,手术过程中患者无法眨眼,所以不用担心手术中眨眼睛的问题。

做近视手术时,医患配合是非常关键的,手术的成功一半靠医生的手术经验、熟练程度,还有设备优良程度;另一半就主要靠患者的心理素质。如果患者过于紧张,手术时不停地颤抖、活动,就会增加手术的风险。尤其在打激光的时候,患者应尽量盯着设备上的指示灯不动,才能快速且顺利地完成手术,获得良好的术后效果。当然,小小的紧张以及轻微的晃动是不会影响手术的。如果达到影响手术的效果,医生会暂停手术并根据手术进度及患者的配合情况来决定手术当下是否能继续进行,或是让患者重新练习注视训练,择期完成手术。

所以选择手术医院和手术医生至关重要,专业优秀的临床团队、丰富的临床经验、精湛的手术技术、先进的仪器设备才是完成整台手术的核心。

69 手术过程中眼睛对麻醉药不敏感怎么办?

角膜激光手术是在角膜上进行的,而角膜的神经末梢比较丰富,感觉十分敏感。所以在做近视手术前需要麻醉,但并不是向眼球注射麻醉药,而是向眼睛内滴入表面麻醉滴眼剂(一般临床常用盐酸丙美卡因滴眼液/盐酸奥布卡因滴眼液),表面麻醉药具有不良反应小、起效快的特点。在手术过程中医生会根据具体需要先后滴眼 3~4 次,以保证药效充分。而整个手术的过程只需要 5~10 分钟,所以麻醉时间完全足够。

一般来说很少会有患者对这类麻醉药存在明显的耐药性,如果在术前明确自己曾有过对其他麻醉药不敏感的情况或本人本身特别敏感怕痛等情况,可以提前告知手术医生,术前可以通过适当增加麻醉药剂量等方式确保表面麻醉充分、有效。

70 做近视手术需要住院吗?

近视手术是门诊手术,目前主要分为两大类,一类是角膜激光手术,一类是人工晶状体植入手术。近视虽然是门诊手术,但整体流程是规范而严谨的。

（1）角膜激光手术

总体来说近视手术的围手术期大致分为3步：术前检查、手术和术后复查。

1）术前检查：大约需要2个小时，检查后确认可以做手术，在手术前需要常规点抗生素滴眼剂1～3天，并做手术前的注视训练以达到手术配合的目的。

2）手术：正式手术的时间很短，从进手术室到手术完成需10～20分钟，手术完成后建议回家休息。

3）术后复查：手术完成后次日到医院复查，检查项目包含视力、电脑验光以及裂隙灯，主要查看术后恢复情况以及根据复查情况配合用药指导。

综上所述，整个流程最快需要3天时间即可，而这3天不需要整天待在医院。但术前检查、手术、术后复查，都是决定手术效果的关键因素，3个步骤缺一不可。

（2）人工晶状体植入手术

1）术前检查：通过严密的术前检查确认选择人工晶状体植入手术，同时需医生根据设计手术的具体晶状体度数通过专门的网站提前从国外定制有晶状体眼后房型人工晶状体，晶状体预定制作时间为1～3个月，制作完成后有晶状体眼后房型人工晶状体最快3～7天空运回国。同样在术前需要点抗生素滴眼剂至少3天方可安排手术。

2）手术：人工晶状体植入手术需单眼分日完成，即两只眼睛分两日完成，整个手术时间需10～20分钟，术后仅需留院观察2～4小时，无特殊情况即可回家。

3）术后复查：手术完成后次日到医院复查，检查项目包含视力、电脑验光、非接触眼压、角膜内皮计数、拱高以及裂隙灯，主要查看术后恢复情况以及根据复查情况配合用药指导。

　　故近视手术无论是角膜激光手术或者是有晶状体眼后房型人工晶状体植入手术都不需要住院,术后即刻或观察数小时即可回家,而且绝大部分患者手术完成当天,视力即有明显提高,可以摆脱眼镜依赖。

（程　嘉　焦彦茹　高　玉　齐　称　于海燕
王　萍　白俊丽）

《眼睛的故事》
屈光手术

六、牢记近视手术术后的注意事项

71 做完近视手术后有什么感觉？会痛吗？

一般来说，飞秒激光手术10分钟左右即可完成，在治疗过程中会在眼睛表面滴入表面麻醉药，整个手术过程中不会有明显的疼痛感。手术结束麻醉药作用消失后，眼部会有不同程度的不适（包括异物感、畏光、流泪、眼痛等），而这种不适感的程度和时间长短因人而异，一般会持续2~5小时。绝大多数情况下患者完全可以耐受；个别情况下患者不能耐受的，可以自行购买镇痛药服用。

术后疼痛最明显的是角膜表层激光手术，医生会在手术结束后给患者配戴绷带镜，可以保护手术创面，减轻疼痛。术后患者会感觉眼前雾蒙蒙的，视物不清，同时伴有异物感、眼痛、畏光、流泪等症状，一般持续3~4天，属于正常现象。

人工晶状体植入手术也是目前很常见的一种矫正近视的手术方式，一般针对高度近视患者，手术时间在5~10分钟完成。做完手术以后，医生会用纱布包上眼睛，让眼部处于一个制动的状态，防止发生眼部感染，这种情况下一定要闭眼休息。人工晶状体植入手术一般没有什么疼痛的感觉，手术前不需要打麻醉药，只需要在眼睛里点表面麻醉滴眼液即可，比如盐酸丙美卡因滴眼液等。手术时在角膜上做一个小切口，然后通过这个切口，将人工晶状体放于角膜后,自身晶状体前方。因为手术切口微小,所以手术的过程中不会出现任何不适感觉,而且手术时间很短。人工晶状体植入手术术后,有的患者可能会出现轻微的胀痛、刺痛等现象,这是正常的反应。但是如果出现明显的胀痛,需要及时进行眼科检查,防止出现术后并发症,比如眼压升高等,需要及时对症处理。所以如果想做这个手术,千万不要有很重的心理负担,一定要保持轻松。

72 做完近视手术后多长时间可以看清楚?

(1)角膜激光手术

1)全飞秒激光手术和半飞秒激光手术:一般来说,全飞秒激光手术和半飞秒激光手术术后当天从手术室出来,视力有明显恢复,即刻就可以看到东西,但是并不是像想象中的那么清楚。在术后第2天复查时,大部分患者视力可以达到1.0左右,多数不会有明显不适感,正常生活也不受影响。但此时的视力并非最理想和最稳定的状态,大部分患者在术后1~3个月可以达到理想的视力,并且如果多做远眺等有益于远视力恢复的活动,在术后3个月甚至半年后还能有进一步的提高。术后第2天复查时,部分患者无法达到1.0以上的视力,即便是这样也不用担心,有个体差异的存在,每个人术中对激光能量吸收的快慢多少是不一样的。所以视力恢复的快慢也是因人而异的。

2)角膜表层激光手术:角膜表层激光手术由于术中去掉了角膜上皮,刚做完手术出来,雾蒙蒙的,还不是很清楚,这都是正常的现象,不用太担心。术后由于角膜上皮细胞重新修复生长需要一定的时间,所以在上皮没有完全愈合之前,患者一般会出现视物不清的情况。虽然在术后第2天会有比较明显的视力提升,但此刻的视力还不稳定,通过使用滴眼剂控制术后炎症反应,几天后才能得到视力的大幅度提升,获得清晰视力。但需要注意的是,如果上皮在生长过程中,出现不规则的生长或异常生长而形成瘢痕,也会表现为视力不清楚的症状,需要使用激素类的滴眼剂来进行抗瘢痕治疗,使用药物的时间一般需要4～6个月。这种异常的情况下,恢复视力的时间可能会有所延长。

(2)人工晶状体植入手术

人工晶状体植入手术因为当天做完手术常规会用纱布包上眼睛,所以是无法看东西的,到第2天复查才会取下来。如果患者的身体素质比较好,恢复起来比较快,大概在第2天复查就能获得一个非常不错的视力,大部分患者在1.0左右,但也存在一定的个体差异。个别患者恢复得稍慢,也不用担心,在术后1周复查时,视力也会有明显的改善。因为做人工晶状体植入手术的人群大部分是高度近视,一般来说,我们手术后先恢复的是远视力,后恢复的是近视力,所以术后建议需要多看远处、少看近处。此外,患者在术后要注意多休息,避免用眼过度,以免影响手术效果。

73 做完近视手术后多久可以正常用眼?

术后视力的恢复要看选择的手术方式及个人体质。

(1)角膜激光手术

1)全飞秒激光手术和半飞秒激光手术:一般全飞秒激光手术和半飞秒激光手术术后第2天复查,即可恢复正常的视力,可以正常用眼。但是刚做完手术,眼睛会比较敏感,而且视力也会出现起伏的症状,就是常说的视力波动,所以建议1个月内尽量做好眼部的护理措施,避免用眼过度,否则可能会导致度数出现再增长的情况。尤其是高度近视的人群,比如术前屈光度大于600度以上,那术后更加需要好好保护眼睛,合理使用,避免过度疲劳,按时按要求点药,遵医嘱定期复查,监测视力。在手术 3~6 个月后,大部分患者视力趋于稳定。

2)角膜表层激光手术:角膜表层激光手术会对角膜造成一定的损伤,由于角膜上皮细胞的修复愈合需要一定的时间,所以角膜表层激光手术后视力恢复的时间相对要长,术后正常用眼的时间会相对推迟。因此在术后 3~4 天,可能会有点儿眼干、眼涩,以及畏光、流泪、异物感等症状,这些症状属于正常的术后反应。一般在第 5~7 天,角膜上皮细胞已经基本愈合,视力会得到明显改善,此时可以正常用眼。但由于每个人的体质不同,具体的恢复时间以及正常用眼的时间,可能会因人而异,并且术后的护理也是导致恢复时间不同的主要原因。如果在术后不注意用眼,经常过度用眼,可能会导致恢复期延长,甚至导致手术效果减弱,可能需要 1 个月左右的时间,才能正常用眼。

（2）人工晶状体植入手术

人工晶状体植入手术后常规会用纱布包扎眼睛,第 2 天复查可以解除包扎的纱布,如果没有特殊情况,一般视力也就恢复正常,可以正常用眼了。但是大部分做人工晶状体植入手术的患者是高度近视人群,手术后先恢复的是远视力,后恢复的是近视力,所以术后建议多看远处、少看近处,因为看近处是需要动用眼部自身调节的,早期眼睛肌肉力量不够,看近处容易累,容易疲劳,这都是正常的现象。注意不要长时间使用电子产品或者进行高强度的工作,以防引发视疲劳或者导致眼干燥症,容易视力波动,不利于术后视力的恢复。遵医嘱用药并及时复查,建议用眼 30 分钟休息 5~10 分钟,这样术后视力效果才能得到有效及长久的保证。

74 做完近视手术后能坐飞机吗?

做完近视手术以后是可以乘坐飞机的。

目前常用的近视手术术式有两种:第一种是角膜激光手术,顾名思义,这种手术是通过改变角膜的屈光状态,从而达到矫正近视的目的,主要包括半飞秒激光手术、全飞秒激光手术以及角膜表层激光手术。第二种是人工晶状体植入手术,常用的术式为有晶状体眼后房型人工晶状体植入手术,这种手术适用于超高度近视的治疗,可以用于1 800度以内近视的矫正。所以,如果眼睛存在近视,并且有手术治疗的意愿,可以考虑上述方法,但前提是一定要到医院检查清楚以后,根据具体检查的结果选择合适的手术方案。

(1)角膜激光手术

1)全飞秒激光手术:全飞秒激光手术能够治疗近视全程需要通过飞秒激光完成,不需要制作角膜瓣,是安全性比较高的一种激光手术,全程无痛感,并不担心会出现眼外伤,发生角膜瓣移位,后期视力预测性比较好,而且生物力学的稳定性较高,操作时间比较短,10～15分钟,需要提前表面麻醉,减轻操作过程当中的疼痛感,1～3天恢复。所以全飞秒激光手术刚做完应避免坐飞机,因为术后3～5小时内可能会有酸胀、流泪等不适症状,第2天复查正常后是能够坐飞机的。

2)半飞秒激光手术:半飞秒激光手术是利用飞秒激光在角膜上切出一个大约110 μm的角膜瓣,然后将角膜瓣掀起,再通过准分子激光对角膜基质进行精确切削,最后将角膜瓣复位。半飞秒激光手术较以往手术有更好的矫正效果,可达到更好的视力恢复情况,而且术后反应也较一般手术有较好的改善。手术前会用表面麻醉药滴眼剂滴眼,减少术中的疼痛感,操作时间很快,一般

10～15 分钟结束手术。半飞秒激光手术术后眼睛不会受气压变化的影响,但是手术刚做完尽量避免坐飞机,因为术后麻醉药作用消失以后可能会有不同程度的流泪、异物感、酸胀等不适症状,第 2 天复查正常后是可以坐飞机的。

3)角膜表层激光手术:角膜表层激光手术是在眼睛表面的角膜上完成的,激光在手术设备电脑控制下精准完成,不会穿透角膜组织,不会影响到眼睛内部,更不会造成眼底病变的发生。角膜表层激光手术由于角膜上皮细胞的修复愈合需要一定的时间,所以角膜表层激光手术后视力恢复的时间相对要长,术后正常用眼的时间会相对推迟。因此在术后 3～4 天,可能会有点儿眼干、眼涩,以及畏光、流泪、异物感等症状,此时属于正常的术后反应。一般在第 5～7 天,角膜上皮细胞已经基本愈合。所以角膜表层激光手术后 1 周左右,复查正常后,不影响乘坐飞机,不用担心高空压力对术后眼睛造成影响。

(2)人工晶状体植入手术

人工晶状体植入手术当天需要用纱布包扎眼睛,为了避免旅途中眼睛造成感染,手术完成当天最好不要乘坐飞机。第 2 天摘掉纱布复查正常以后,是不影响坐飞机的。当然由于机舱内空气过于干燥,如果眼睛感到不适,可以及时点人工泪液予以舒缓。

75 做完近视手术后可以游泳、潜水吗?

(1)角膜激光手术

1)全飞秒激光手术:全飞秒激光手术虽然是微切口,但手术后角膜反应性水肿,游泳池的水并不是特别干净,若泳池的水进入眼睛,可能导致角膜感染,不利于手术恢复。所以全飞秒激光手术后通常是可以游泳的,因为手术后不会影响到眼睛的正常运动,也不会影响正常的生活,而且适当游泳还可以帮助增强体质,提高机体免疫力。只是最好在 3 个月以后,手术完全恢复平稳才可以游泳、潜水。

2)半飞秒激光手术:半飞秒激光手术因为要制作角膜瓣,所以切口很大,但取出来的物质少,伤口比较浅,而且半飞秒激光手术可以个性化制瓣,角膜瓣更均匀、更薄,预测性更好,可以降低手术风险以及减少并发症。半飞秒激光手术全程时间大约 10 分钟,在这个过程中由于麻醉药的作用因此是无痛的。半飞秒激光手术术后不可以立即游泳、潜水。半飞秒激光治疗近视后,会对角膜产生微小的损伤。在半飞秒激光手术后过早游泳,会对角膜恢复产生影响;同时也会造成角膜感染,导致眼睛出现流泪、疼痛、畏光等症状。建议患者在做完半飞秒激光手术 3 个月左右后再游泳、潜水,在游泳时尽量佩戴护目镜,预防眼部感染性疾病发生。

3)角膜表层激光手术:目前认为角膜表层激光手术是薄角膜患者最安全、最合适的选择,同时也是特殊人群如对抗性运动工作者、高危工作者及曾行眼部手术的患者的最佳选择。角膜表层激光手术术后短时间内不建议游泳,泳池的水进入眼睛容易引起眼部刺激症状如眼红、眼痛、畏光、流泪、视力下降等不适,不利于早期伤口愈合及视力恢复,术后 3 个月视力基本稳定,伤口处也长得非常坚韧了,这个时候再游泳会更安全。

(2)人工晶状体植入手术

人工晶状体植入手术刚做完是绝对不能游泳的,如果水进入眼睛会影响手术之后的恢复。因为手术虽然很小,但同样会对眼部组织产生一定的损伤,建议保持眼部的清洁,注意休息,合理用眼。手术后需要一定的时间来恢复,如果过早游泳,可能会因为水中的细菌入侵,导致手术切口出现感染,影响恢复。一般术后 3 个月后可以游泳,但具体能否游泳还要结合自身恢复情况而定,患者在游泳期间务必做好防护措施,配戴好泳镜。ICL 植入手术术后 3 个月内尽量避免游泳,以免影响手术视力的恢复。

76 做完近视手术后可以喝酒或者吸烟吗?

(1)角膜激光手术

1)全飞秒激光手术:刚做完全飞秒激光手术一般是不可以喝酒的,酒精可能会对眼部造成刺激。做完全飞秒激光手术之后,可能会出现眼睛部位发红或者是局部分泌物增多以及有不适感等,在做完全飞秒激光手术之后是不可以喝酒的,酒中的酒精含量比较高,喝了之后有可能会出现血液循环加快的情况,还会对眼睛部位造成刺激,出现眼睛部位有红肿或者是疼痛的症状,会直接影响到眼部的恢复时间。在做全飞秒激光手术之后还需要改善饮食和生活习惯,要做到戒烟、戒酒,同时还要使用生理盐水擦拭眼睛周围,才能减少眼部受到感染。同时,做完全飞秒激光手术后不可以吸烟。全飞秒激光手术术后患者如果吸烟可能会导致伤口愈合受到影响,因为烟雾刺激会导致角膜上皮或者角膜切口出现炎症充血或者水肿,引起角膜屈光状态异常,容易造成角膜上皮脱落,从而影响到眼部恢复,因此不建议吸烟。一般来说,做完全飞秒激光手术 1 个月后可适当饮酒和吸烟。

2)半飞秒激光手术:半飞秒激光手术后不可以吸烟,因为烟当中含有尼古丁等刺激性的物质和有害物质,患者如果做完半飞秒激光手术吸烟的话,可能会对半飞秒激光手术的效果产生不利的影响,可能会导致眼干、眼部疼痛、肿胀、充血等症状,可能延缓视力的恢复、切口的愈合等。半飞秒激光手术术后一般 1 个月后可以喝酒,在 1 个月内患者应避免饮酒,因为酒精会刺激神经系统,影响患者的睡眠质量,不利于眼睛的恢复。患者在术后 1 个月左右,通常可以恢复正常,适当喝酒,但具体时间需结合患者病情分析,不能一概而论。但如果患者的恢复速度较慢,或者是患者的体质较弱,则需要延长喝酒的时间,可能需要在3个月后才可以喝酒。

3)角膜表层激光手术:角膜表层激光手术后,在早期阶段不建议吸烟。因为激光手术对眼睛有一定的创伤,这种创伤导致角膜的愈合、恢复需要一定的时间。如果在早期过度去抽烟,因为烟里可能含有一些大量的有害气体,像尼古丁等,这些气体可能对伤口愈合有一定的不良影响。所以在做完表层激光术后,早期阶段不建议抽烟。但是过了一段时间之后,比如1个月之后,这个时候激光的切口、伤口基本上愈合较好,愈合过程基本结束。这个时候就可以适当地吸烟,但是不建议过度吸烟。一般情况下,做完角膜表层激光手术后不可以喝酒。酒精能够加快血液循环,会对伤口具有一定的刺激性,会延缓伤口的愈合,不利于伤口的恢复,还会影响手术的效果。建议1个月以后,复查正常的前提下,可适当喝酒。

(2)人工晶状体植入手术

人工晶状体植入手术术后1个月内尽量不要吸烟,因为烟里面含有许多有害成分,随着吸烟时产生的气体上升,会对眼部造成二次伤害,加重眼睛干涩、异物感,不利于视力恢复。手术后1个月可适当地饮酒和吸烟。

🛡77 做完近视手术后饮食上需要注意什么?

(1)角膜激光手术

1)全飞秒激光手术和半飞秒激光手术:进行全飞秒激光手术和半飞秒激光手术后,患者在饮食上的注意事项是少吃辛辣刺激食物,少吃含糖量高的食物,多吃富含维生素的食物。具体来说就是:①少吃辛辣刺激食物。患者进行飞秒激光手术后要少吃大蒜、生姜、辣椒等辛辣刺激性的食物,以免引起眼睛血管扩张,加重术后充血症状,不利于术后的恢复。②少吃含糖量高的食物。患者在术后要少吃巧克力、蜂蜜、糖果等含糖量高的食物,以免降低眼球壁及角膜的韧性,影响手术的效果。③多吃富含维生素的食物。建议患者在术后要多吃一些鲜橙、苹果、胡萝卜、番茄等富含维生素的食物,可以避免角膜出现干燥的现象,促进角膜的恢复。此外,也建议患者多吃一些富含优质蛋白的食物,有利于机体的健康。

2)角膜表层激光手术:角膜表层激光手术后眼角膜尚处于轻度水肿状态,使用激素类的滴眼剂是为了使角膜水肿吸收。这段时间的食物中要减少辛辣成分,以减少对眼睛的刺激。同时,还要少吃甜食等。每天应该摄入足够的维生素 A,来缓解手术后早期眼睛的疲劳。维生素 A 是一种合成视紫红质的原料,视紫红质具有感光作用,存在于视网膜内。人体在缺乏维生素 A 的时候,就会影响视紫红质的合成速度,眼睛对黑暗环境的适应能力会减退,严重的还容易患夜盲症。素食主义者容易缺乏维生素 A,所以我们发现很多寺庙的僧尼患有夜盲症。此外,维生素 A 缺乏,还可使泪腺上皮细胞组织受损,分泌减少,加重激光手术后眼睛干涩症状。

(2)人工晶状体植入手术

做完人工晶状体植入手术后 1 个月内患者尽量不要吃太过辛辣的食物,这对于伤口的愈合非常不好。人工晶状体植入手术后的饮食要注意减少高糖类食品,因为吃糖过多会造成血钙减少,从而降低眼球壁的韧性,使眼轴易于伸长,可能助长近视的发生与发展。所以在术后早期要以清淡饮食为主,而且要注意休息,不要过度用眼。

78 做完近视手术后能马上运动吗?

近视手术属于一种比较常见的治疗方式,可以改善近视的情况。

(1)角膜激光手术

1)全飞秒激光手术:做完全飞秒激光近视眼矫正手术后是可以锻炼的,但是运动要根据具体情况进行。普通的散步、慢跑等是不会影响到手术恢复的效果的,但是不建议患者做特别剧烈的运动,例如跳高、跳远、跳水等。另外也不要做一些有可能污染到眼睛的运动,例如游泳。此外,对于一些对抗性的运动(例如拳击、散打等)有可能使眼睛受到外伤,也是不建议进行的。

2)半飞秒激光手术:半飞秒激光手术是一种通过准分子激光进行瓣下切削,改变角膜曲率来矫正近视的手术方式。在手术后,患者的视力可能还没有完全恢复,而且还有可能会出现轻微的疼痛症状,此时可以适当地进行运动,比如慢跑、散步等,能够加速新陈代谢,也能够增强个人体质。但是应避免进行剧烈的运动,也不要做劳累的体力活,否则可能会影响术后的恢复,甚至会给眼睛带来一定的损伤。早期3个月内运动时要避免眼部外伤,防止外力撞到眼睛。

3)角膜表层激光手术:虽然做了角膜表层激光手术,但是并没有改变眼轴的长度,眼底的并发症依然是有可能存在的,所以进行体育运动是有要求的。通常在术后1周可以进行散步、慢走、远足、爬山、骑自行车、瑜伽等运动负荷较为缓和的有氧运动。如果在运动过程中出现不适感,则需要立即停止。

(2)人工晶状体植入手术

人工晶状体植入手术适用于超高度近视患者,做完手术可以适量运动,但通常特别剧烈的离心运动是不能做的,如蹦极、跳水、剧烈跑步等,防止晶状体移位以及眼底相关病变的出现。

79 做完近视手术后多久可以上班或者上学呢?

(1)角膜激光手术

1)全飞秒激光手术:一般来说,刚做完全飞秒激光手术,患者会感觉有轻微的异物感,眼睛酸胀,流眼泪,看东西还会有雾感,需要3~5小时以后,视力才会慢慢恢复清晰。全飞秒激光手术是激光手术里恢复比较快的一种,很多患者术后第1天复查视力可以恢复到0.8、1.0,所以做完全飞秒激光手术很快就可以正常用眼,可以根据个人情况,安排上班或者上学。如果患者个人比较担心,想多休息几天再上班,也是可以的。随着眼睛的恢复,异物感也会慢慢减轻,一般1周左右基本没有异物感。患者恢复清晰视力后,也一定要谨遵医嘱,按时使用滴眼剂,前期视力还没有恢复稳定,正常要1个月左右视力才可以恢复稳定。

2)半飞秒激光手术:当天刚做完半飞秒激光手术,视力还没有恢复那么快,看东西可能会有雾蒙蒙的感觉,这是正常反应。待麻醉药作用消失以后,患者可能会有轻微的不适,异物感,流泪、疼痛的感觉。手术后第2天复查就可以看清楚,正常用眼就可以了,可以根据个人情况,安排上班或者上学。患者术后看书、看电脑、玩手机的时候,建议劳逸结合使用眼睛,比如使用40分钟,应该休息5~10分钟。早期尽量减少使用电子产品的时间,用眼过度的话,容易累,容易疲劳。不论有没有做手术都应该养成良好的用眼习惯,避免过度的疲劳,需要劳逸结合。

3)角膜表层激光手术:角膜表层激光手术后第2天一般不建议上班,最好休息1周左右再恢复工作。角膜表层激光手术会对角膜造成一定的损伤,由于角膜上皮细胞的修复愈合需要一定的时间,所以角膜表层激光手术后视力恢复的时间相对要长,术后正常用眼的时间会相对推迟。因此,在术后 3～4 天,患者可能会有点儿眼干、眼涩,以及畏光、流泪、异物感等症状,这些症状属于正常的术后反应。一般在第 5～7 天,角膜上皮细胞基本已经愈合,视力会得到明显改善,此时一般可以正常用眼。每个人体质不同,恢复的快慢也是因人而异,一般来说,建议术后 1 周复查正常后,可正常上班或者上学。

(2)人工晶状体植入手术

人工晶状体植入手术当天需要用纱布包扎眼睛,第 2 天摘掉纱布复查正常后工作、学习基本没有问题。目前大部分近视手术术后视力恢复都是很快的,无论术中还是术后绝大多数患者没有明显不适感。当然,术后如果有几天休息时间是最好的,对视力恢复更有帮助。一般刚做完近视手术,工作和学习中眼睛会比平时更易疲劳,要遵医嘱用药,注意休息,合理用眼。

80 做完近视手术后多久可以化妆?

(1)角膜激光手术

1)全飞秒激光手术:全飞秒激光手术属于微创手术,仅在角膜上造成小的创口,因此患者不会感觉到明显的不适症状;但是创面的愈合需要一定的时间,在没有完全恢复之前患者不可以化妆,因为化妆品中的颗粒或者重金属等物质有可能会进入眼睛内,刺激角膜,影响恢复,甚至诱发感染。在做完全飞秒激光手术之后需要一段时间才能够恢复,如果自身的体质比较好,一般在 1 个月左右可以化妆;如果自身的体质不是特别好,大概需要等到 2 个月左右再化妆。

2)半飞秒激光手术:一般半飞秒激光手术术后 1 周就可以使用简单的面部护肤品。但是一定要注意避免化妆时候意外的发生,如戳到眼睛或眼睛进粉末状化妆品等问题。术后1个月之后角膜的伤口已经基本愈合,可以正常进行化妆。但是也要非常小心,不要过度使劲地揉眼睛,或者是触碰角膜组织。

3)角膜表层激光手术:角膜表层激光手术后,眼睛会有一定的创伤和敏感度,需要保持清洁和干燥,避免接触任何可能引起刺激或过敏的物质。手术后眼睛恢复需要时间,这个时候是不能化妆的,因为化妆品中的成分会刺激眼睛,导致眼睛恢复时间变长或发生其他疾病。一般角膜完全愈合后,患者可以考虑进行化妆,但在化妆时应注意避免化妆水进入眼内,以免对眼睛产生刺激。因此,手术后至少要等待1个月才能化妆,否则可能会影响眼睛的愈合和恢复,甚至导致感染或角膜炎等严重后果。

(2)人工晶状体植入手术

并不是说人工晶状体植入手术1个月后就可以随意化妆了,还要根据个人的恢复情况和医生的建议来决定。一般来说,在开始化妆之前,最好先做一次复查,看看眼睛是否已经完全恢复正常,是否有任何异常或不适的症状。如果一切正常,可以适当化妆,但要注意以下几点:选择质量好、成分安全、无刺激性的化妆品,最好是专门针对敏感肌肤或眼部的产品。化妆时要轻柔、细致、卫生,避免用力拉扯或摩擦眼部皮肤或角膜。化妆后要彻底卸妆,不要让任何化妆品残留在眼部周围或角膜上。化妆次数和时间要控制在合理范围内,不要过于频繁或长时间。如果在化妆过程中或之后出现任何不适的感觉,如红肿、痒、痛、流泪等,要立即停止化妆,并及时就医检查。

81 做完近视手术后还能戴美瞳吗?

角膜接触镜是指直接贴附于角膜表面,用于矫正不规则屈光面和治疗角膜疾病的镜片,又称隐形眼镜。美瞳一般指装饰性彩色平光角膜接触镜,是一种软性角膜接触镜。美瞳与普通角膜接触镜的区别在于,美瞳中添加了色素层,在矫正视力的同时提供了更多的美学选择。

(1)角膜激光手术

1)全飞秒激光手术:全飞秒激光手术后一般是不建议戴美瞳的,因为手术之后患者的眼睛部位比较脆弱敏感,是需要时间恢复的,此时戴美瞳容易造成眼部感染,如果眼睛部位出现炎症,不但会影响患者的眼睛恢复,还可能会对患者的视力产生影响,甚至导致手术失败。如果患者有戴美瞳的需求,那么可以考虑等眼睛部位完全恢复并且眼睛部位没有充血、损伤或是其他不适之后再戴美瞳,而且在戴美瞳时还要注意消毒,要尽量减少佩戴的时长和次数。

2)半飞秒激光手术:半飞秒激光手术的切口比较大,配戴美瞳可能会有导致角膜瓣移位的风险,容易引起角膜缺氧,加重感染的风险。所以刚做完半飞秒激光手术后不可以戴美瞳,半飞秒激光手术恢复时间大约为1个月,等待眼睛恢复后就可以戴美瞳了,但要注意美瞳透性较差,不适合长时间戴美瞳,以免引起眼睛干涩。

3)角膜表层激光手术:角膜表层激光手术后,如果没有特殊需求,是不建议戴美瞳的,因为美瞳是一种特殊的角膜接触镜,里面有颜料的填充,所以会比较厚。另外,它的透气、透氧性也不如普通角膜接触镜好,因此在日常生活中不论是做过近视手术的患者,还是没有做过近视手术的人群都不建议戴美瞳。戴美瞳会严重影响角膜的生理功能,使角膜的交换氧气、水分各方面的功能受到影响。做过近视手术的患者角膜相对更脆弱,戴美瞳相当于给角膜穿了一件非常厚实的衣服,这件衣服会阻碍角膜氧气、水分等的交换,使角膜的功能受到影响。

（2）人工晶状体植入手术

人工晶状体植入手术后，如果没有特殊需求，尽量不要戴美瞳。因为美瞳是直接贴在角膜上的，透氧度较差，长期配戴容易导致角膜损伤。如有特殊情况需要配戴，要正确取戴，注意镜片护理，定期更换镜片，避免发生眼部感染。

82 做完近视手术后可以做双眼皮手术吗?

双眼皮手术又名重睑成形术，亦称双眼皮成形术，是在上睑适当位置再造上睑皱褶的最常见的美容外科手术。

（1）角膜激光手术

1）全飞秒激光手术：在全飞秒激光手术过后可能会出现眼部异物感、流泪、疼痛的情况，如果在短时间内做双眼皮手术，可能会产生二次创伤，影响眼部愈合，所以需要等手术恢复之后才可以做双眼皮手术。如果个人体质较好，并且术后护理措施得当，则可能需要 3 个月恢复，而后再做双眼皮手术；但若个人体质较差，并且没有做好术后护理措施，则可能需要 6 个月以后再做双眼皮手术。

2）半飞秒激光手术：双眼皮手术主要的操作是在眼睑皮肤上，一般不会影响到眼球等眼内组织，所以半飞秒激光手术术后患者也可以做双眼皮手术，两者之间相互没有影响。半飞秒激光手术术后需要一定时间的恢复期，而双眼皮手术会有伤口，也有一定的恢复期，两项手术之间最好间隔 3 个月，更利于术后的恢复和效果。两项手术的先后没有影响，不同时做就可以。所以，做完近视手术一般需要 3～6 个月后可以做双眼皮手术，具体时间因人而异。这两种手术是完全不同的手术。

3）角膜表层激光手术：角膜表层激光手术和双眼皮手术并没有直接的关联。但是，角膜表层激光手术术中切削角膜，影响到角膜的弹性和张力,这对于接下来进行的其他眼部手术可能会有一定的影响。另外,根据不同人的身体状况、恢复速度等因素,恢复时间都是有所差异的。一般情况下,角膜表层激光手术术后3个月,视力达到稳定水平,眼部没有不适等情况,患者可以考虑进行双眼皮手术。但建议最好在确保眼部恢复完全后再进行手术,以避免因过早进行手术造成的风险和后遗症。

（2）人工晶状体植入手术

双眼皮手术的操作是在眼睑皮肤上进行的,一般不会影响到眼球等眼内组织,但是手术肿胀期的眼睑及结膜组织都会肿胀,这会影响局部血流及淋巴循环,影响近视手术的效果。另外,近视手术术后短时间内,再次进行眼部手术容易增加眼部传染病的发病率,这是应该避免的。因此,如果患者计划进行双眼皮手术,最好在近视手术后等待3个月左右,等恢复好以后再进行。

83 做完近视手术后能顺产吗?

做完近视手术后是可以顺产的,一般情况下两者无必然联系。做完近视手术后能否顺产主要取决于患者的眼底视网膜情况。如果做近视手术之前,眼睛近视的度数比较高,在整个妊娠期与生产期间,一定要注意观察视力和眼底的变化。因为高度近视有可能带来高度近视性的眼底病变,在整个生产的过程中,由于腹内压变化比较大,有可能引起视网膜水肿、出血,或者视网膜脱离这些情况,只要眼睛视力没有问题,不影响顺产这种方式。这期间注意观察变化,一旦出现视力下降,眼前有黑影、漂浮物等症状,要及早到医院进行眼底检查,明确有没有眼底并发症的出现,如果有,需要及早处理。

84 做完近视手术后能做蹦极之类的极限运动吗?

做完近视手术后,平时可以适当做一些比较舒缓的运动,比如散步、跑步、瑜伽等,理论上术后第 2 天复查角膜愈合情况,正常后就可以开展此类运动,需注意眼睛内别进脏水,以免发生感染。做完近视手术后,早期患者的视力还没有完全恢复好,一般建议 3 个月后,再做对抗性运动,如篮球、足球等,因为剧烈运动有可能会导致患者的眼睛受到损伤,不利于手术后的恢复。对于极限运动,比如蹦极、过山车等,一般不会引起手术切口裂开,通常 3 个月后进行也不影响。高度近视的眼睛往往由于眼轴过长,有潜在的视网膜裂孔、视网膜脱离的风险,而这些极限运动会对眼球本身产生影响,所以高度近视的人群应该尽量避免进行高强度的运动,偶尔玩一两次可以,如果长期从事某些极限运动,风险相对较大。这是由高度近视本身所引起的,跟近视手术没有太大关系。

85 做完近视手术后需要戴墨镜、偏光镜、防蓝光眼镜吗?

(1)角膜激光手术

1)全飞秒激光手术和半飞秒激光手术:全飞秒激光手术和半飞秒激光手术术后是否需要戴墨镜不能一概而论,而需要具体情况具体分析。全飞秒激光手术和半飞秒激光手术术后第 2 天大部分患者视力可以恢复正常,并且术后没有出现明显的畏光、流泪等不适症状,此时可以不戴墨镜。由于手术过程中对角膜的完整性造成损伤,个别患者术后可能出现畏光、流泪等不适症状,此时建议出门时戴墨镜,可以避免强光及紫外线照射,减轻眼睛的不适症状。对于建筑工人、交通警察、环卫工人等,由于工作的特殊性,需要长时间在户外活动,为减少紫外线的照射,减轻眼部的不适症状,手术后建议配戴墨镜。如阳光强烈、刺眼,患者术后 1 个月内出门可戴偏光镜,但是偏光镜仅需在白天外出阳光强烈时配戴,阴天、下雨、夜间、室内则不需要配戴。全飞秒激光手术和半飞秒激光手术术后患者并不一定要戴防蓝光眼镜。在做完手术之后,戴防蓝光眼镜主要是为了将有害的蓝光进行反射,保护眼睛。在手术后如果患者经常需要在电脑前工作,也可以配戴防蓝光眼镜。

2)角膜表层激光手术:角膜表层激光手术后角膜上皮受到一定程度的损伤,术后1周内可能会出现一些畏光、流泪症状,术后1~3个月可能出现角膜上皮下雾状混浊,6个月左右症状逐渐消失。因此,表层激光术后需避免紫外线照射,建议出门戴墨镜,一般4个月左右,但是阴天、雨天、室内、夜间不需要戴墨镜。戴防蓝光眼镜主要是为了将有害的蓝光进行反射,保护眼睛。在手术后如果患者经常需要在电脑前工作,也可以戴防蓝光眼镜。

(2)人工晶状体植入手术

人工晶状体植入手术后可以按需戴墨镜、偏光镜、防蓝光眼镜,但不是必需的。人工晶状体植入手术第2天复查正常后,若患者术后没有出现畏光、流泪等不适症状,可以不戴墨镜;如果出现畏光、流泪等不适症状或者是从事户外工作等特殊职业,则建议戴墨镜。部分患者短期内可能会出现畏光的现象,因此在室外活动时,戴一副偏光镜是有帮助的。偏光镜的主要作用是阻挡紫外线及有害射线,能消除光线照射在水面、玻璃、平滑路面等产生的强烈眩光,可有效保护眼睛,可以减少紫外线对眼睛的伤害。手术后可以根据需要戴防蓝光眼镜,做完手术后眼睛比较脆弱,而防蓝光眼镜在一定程度可以防止紫外线对眼睛的伤害,也可以防止电子产品的蓝光照射。但是如果戴的时间太长,可能会造成患者眼睛色觉方面的异常,且存在一些不合标准的防蓝光眼镜,长时间配戴会对眼睛造成一定的伤害,甚至诱发黄斑病变等。

86 做完近视手术后如果需要长期使用电脑怎么办?

当前正处在网络化时代,大家平时工作、学习、生活都离不开电脑和手机。但如果患者在做完近视手术后早期经常看电脑，容易导致眼睛疲劳，出现眼酸、眼胀、异物感、眼部干涩等症状，严重时也可能会导致视力下降，造成再次近视。以下有几点建议，可供参考。

第一，如果经常看电脑，建议注意劳逸结合，尤其在术后 3 个月之内，眼睛还处于恢复期，容易出现视力波动，可以看上半小时电脑休息 5 ~ 10 分钟，或者向远处眺望，远眺时眼睛处于放松状态，眼肌会因此得到休息，有助于缓解眼部疲劳，让超负荷工作的眼睛得到有效休息。另外，如果存在假性近视，远眺绿色的植物有助于缓解眼睛的疲劳，有助于视力恢复正常，但是如果存在真性近视，眼轴长度发生改变或角膜曲率过大，光线焦点无法落在视网膜上，将不能通过远眺恢复视力。

第二，平时看电脑多的情况下还可以自备一些帮助眼睛缓解干涩、疲劳的滴眼剂，在不方便去医院检查的情况下，可以用不含防腐剂的人工泪液，比如说玻璃酸钠滴眼液、聚乙烯醇滴眼液等，滴眼后可在一定程度上缓解症状。当然，明显的眼睛干涩还需要到医院就诊，检查引起干涩的原因，同时也要检查干涩的程度，检查后采取适当的措施对症治疗。

第三，平时生活中合理健康的饮食习惯也很重要，许多瓜果蔬菜中含有丰富的维生素、蛋白质、钙和磷的食物。富含维生素的食物，如动物肝脏、菠菜、胡萝卜等，能促进眼睛的新陈代谢，对于眼干燥症也有较好的缓解作用。蛋白质是身体所需要的重要营养物质，富含蛋白质的食物，如豆类、蛋类、鱼虾以及瘦肉等，对于视力也有较好的保护作用。富含钙和磷的食物，如有牛羊肉、粗粮、虾皮等，这类食物能够缓解眼部疲劳，同时还能有效消除视神经的紧张状态。

第四，当长时间使用电脑时，一定要注意用眼卫生。经常有患者在近视手术前或术后反映一个问题,即看一会儿电脑或者手机就觉得眼干涩、模糊,眼睛痒,用手揉一揉就会好转,这是因为当我们特别专注于看手机或者电脑屏幕时,眨眼次数会相应地减少,眼睛缺乏泪液持续的滋润就会出现各种不适症状,这种情况通常通过休息或者点眼药就可缓解,但是揉眼睛这种做法是不可取的,感到眼部不适时总是用手去揉,容易引起眼部感染、炎症,这个时候可以使用滴眼剂缓解或者通过休息缓解,如果使用多种方法无法缓解时一定要求助医生,听取医生建议。

第五,可以根据用眼情况适当配戴防蓝光眼镜,当然,这个不是必需的,根据自己的实际需求即可。防蓝光眼镜是一种能够预防蓝光刺激眼睛的眼镜,专用防蓝光眼镜能够有效地隔离紫外线与辐射而且能够过滤蓝光,适合在看电脑或者电视、手机时使用。防蓝光眼镜可以起到抗疲劳的作用,是由于蓝光的波长短,聚焦点并不是落在视网膜的中心位置,而是离视网膜更靠前一点儿的位置。想要看清楚,眼球会长时间处于紧张状态,引起视疲劳,长时间的视觉疲劳,可能导致人们近视加深、出现复视、阅读时易串行、注意力无法集中等症状,影响人们的学习和工作效率。另外有害蓝光能够穿透晶状体直达视网膜,引起视网膜色素上皮细胞的萎缩甚至死亡。人眼的晶状体会吸收部分蓝光渐渐形成白内障,蓝光还会导致黄斑病变。

最后,在术后注意保护眼睛,养成良好的用眼习惯,避免长时间过度用眼,保持充足的睡眠,避免长期熬夜,适当进行眼部按摩或热敷,促进血液循环,有利于眼睛的恢复。

87 做完近视手术后发现怀孕了怎么办?

如果患者刚做完近视手术就发现怀孕了,应当尽快到做近视手术的医院进行复查,查看眼部恢复情况,及时调整用药方案,必要时根据眼部恢复情况停止所有用药。另外,近视手术过程当中用的药物包括麻醉药、抗生素、激素类药物以及消毒液等,术后1个月内常规用药包括抗生素、激素、人工泪液等,这些药物有对胎儿造成影响的潜在风险,但是并不是手术和药物一定会导致胎儿出现问题,这种情况患者需要咨询妇产科医生,听取专业医生的建议。如果患者在近视手术 3 个月以后发现怀孕了,这个时候眼部情况基本稳定,对胎儿发育基本没有影响,应该按妇产科医生建议按时进行产前检查,注意胎儿的发育情况,如果产检结果没有异常,一般可以继续妊娠,但是要注意补充营养,可适当多吃些营养丰富的食物,如鸡蛋、牛奶、瘦肉等补充身体所需,还可以在医生指导下适当补充钙剂,有助于胎儿生长。如果产检结果存在异常,或者胎儿存在发育异常的情况,或患者本人想要终止妊娠,需要到医院进行全面检查,根据具体情况选择药物流产或者人工流产,术后 1 个月内进行常规复查,日常应做好自我调节,保持良好心态,避免情绪过于激动或紧张。避免进食辛辣、刺激性食物,如辣椒、葱、姜、蒜等,以免不利于术后恢复。

88 做完近视手术后可以揉眼睛吗?

揉眼睛容易导致眼部的组织损伤,从而造成局部感染,不管做没做手术揉眼睛这样的动作都会很容易对眼睛造成感染而导致眼部疾病,所以术后不建议揉眼睛,尤其是半飞秒激光手术。

(1)角膜激光手术

1)全飞秒激光手术:全飞秒激光手术虽然伤口很小,但患者也不能立刻揉眼睛,因为手术本身对角膜有损伤,揉眼睛可能加重对角膜的刺激,甚至引起角膜感染。术后 2 周以后可以偶尔揉一下眼睛,但不能使劲揉搓。

2)半飞秒激光手术:半飞秒激光手术后角膜瓣修复需要一定

的时间,为了避免角膜瓣在未完全愈合或不稳定的状态下发生移位或皱褶,出现视物不清或异物感,从而影响手术效果,短期之内不能频繁、用力揉眼睛。此外,在半飞秒激光手术刚做完状态下,眼球表面麻醉药的作用会持续一段时间,此时眼部神经比较迟钝,视觉调节力下降,揉眼可导致角膜上皮损伤,而神经却来不及反应,麻醉药作用过去后,眼部易出现疼痛、酸胀等刺激症状。因此,半飞秒术后要注意避免揉眼睛,如果术后不小心揉眼睛,先注意观察,保持眼部卫生,若出现畏光、流泪、疼痛或视力突然下降等情况,应立即前往医院复查,必要时需重新复位角膜瓣,术后3个月以上角膜情况变得更稳定了,可以偶尔轻轻揉眼睛,但要注意眼部卫生,防止感染。

3)角膜表层激光手术:角膜表层激光手术后角膜上皮修复需要时间,短期之内不建议揉眼睛,因为角膜、结膜是很脆弱的组织,如有东西进入眼睛里或眼睛难受使劲揉搓,有可能损伤到角膜和结膜。术后1个月以上可以偶尔揉一下眼睛,但要注意力度,防止损伤角膜和结膜,引起角膜上皮脱落或结膜下出血。

(2)人工晶状体植入手术

人工晶状体植入手术后尽量不要揉眼睛,反复揉搓及大力度地揉眼睛有增加人工晶状体移位的风险。

揉眼睛本身不是一个好习惯,因此做完近视手术术后不建议揉眼睛,以免损伤角膜、结膜。另外在近视手术术后伤口愈合的过程中,如果反复揉眼,会刺激角膜,影响正常愈合,有可能会出现伤口长得不够光滑,影响患者视觉质量。因此,大家最好改掉揉眼睛的习惯。

89 做完近视手术后吃什么东西有助于视力恢复?

做完近视手术后可以多吃富含维生素A、B族维生素及不饱和脂肪酸的食物。

（1）维生素 A

维生素 A 是一种合成视紫红质的原料,视紫红质具有感光作用,存在于视网膜内。维生素 A 缺乏,还可使泪腺上皮细胞组织受损,分泌减少,加重近视手术后眼睛干涩症状。富含维生素 A 的食物有鸡蛋、牛奶、胡萝卜、南瓜、甘薯、鲜梨、橘子、杏、桃、红枣等。

（2）B 族维生素

B 族维生素属于一大类维生素,包括维生素 B_1、维生素 B_2、维生素 B_6 等多种维生素。其中维生素 B_1 可以为视觉神经提供营养,维持正常视功能。维生素 B_2 具有影响营养视网膜组织的作用,加强眼睛自我调节功能,缓解眼疲劳。维生素 B_6 可以起到保护视神经的作用,从而缓解眼睛干涩、疼痛的症状。富含 B 族维生素的食物如下:①动物肝脏,如猪肝、鸡肝、鸭肝等;②蛋类,如鸡蛋、鸭蛋、鹅蛋等;③绿叶蔬菜,如菠菜、油菜、卷心菜等。

（3）不饱和脂肪酸

不饱和脂肪酸可以抑制眼睛里的自由基,防止病理性新生血管形成和晶状体炎症的发生,改善眼干燥症。富含不饱和脂肪酸的食物有深海鱼类（如三文鱼、鲑鱼等）、亚麻籽、紫苏籽或藻类等。

90 做完近视手术后视力能达到5.0吗?

做完近视手术后视力能恢复到多少,这是大家都非常关心的问题,也是个既简单又复杂的问题。

首先需要说明的是,人们通常所说的视力是指看远处时的远视力;而医学上所说的视力不仅包括远视力,还包括看近处时的近视力。一般情况下,不低于0.8（小数记录法）或4.9（5 分记录法)的术后裸眼远视力不会影响正常生活。单眼能看到0.8的话,双眼一起看时应该能看到1.0(小数记录法)或5.0(5分记录法)。参军、考警校、考军校或公务员等体检时的裸眼远视力要求一般是0.6(小数记录法)或4.8(5分记录法),民航飞行员或空中乘务员对裸眼远视力的要求会更高一些。

近视手术是矫正屈光不正的手术,可以同时矫正近视、远视和散光。术后视力恢复到什么程度取决于每个人眼部具体情况,主要应从术前最佳矫正视力和术后目标屈光状态两方面来判断。

(1)术前最佳矫正视力

术前最佳矫正视力是指配戴相应度数的眼镜后能够达到的最好视力。一般情况下,术前验光的最佳矫正视力越好,术后的视力也相应越好,绝大多数人在没有其他眼部疾病的情况下,术后可以获得非常理想的视力。如果经过术前检查患者的矫正视力能够达到1.0,那做完手术也是可以达到1.0左右的视力,甚至还有可能超出1.0的视力;但如果患者患有先天的弱视或者其他眼部疾病,手术也只能帮助患者达到自己发育的最好视力。

(2)术后目标屈光状态

近视手术的主要目的是帮助患者摘掉眼镜,并且尽可能达到术后目标屈光状态,比较理想的术后目标屈光状态是指术后不仅看远处时比较清楚,而且看近处时也比较清楚和舒服。医生会根据每个人的具体情况,采取"足矫"或者"欠矫"来达到比较理想的术后目标屈光状态。"足矫"是指将目前存在的屈光度全部矫正以达到最佳的术后远视力。"欠矫"是指将屈光度部分矫正,保留一部分的近视,以达到看远处时视力足够使用,看近处时相对舒适的状态。

一般情况下,年龄在35岁以下时,眼睛的调节能力比较正常,术后看远处比较清楚的同时,看近处应该也比较清楚,也就是说术后远视力和近视力都比较理想;年龄在 35~40 岁,眼睛的调节能力会变得弱一些,术后看远处时比较清楚的话,看近处可能会比较费力,也就是说远视力比较好的话,近视力可能会受到影响;年龄超过 40 岁,术后看远处时比较清楚的话,看近处时可能会出现老视(老花眼)的症状,也就是说远视力比较好的话,近视力可能就不太好了,看近处时需要借助老视眼镜。

因此,如果是近视且单独只考虑年龄因素(年龄在 35 岁以上或者 40 岁以上的人群),术前沟通时,关于"足矫"还是"欠矫"的问题,会让患者在手术之前通过试戴框架眼镜度数,感受远视力和近视力的不同,通过反复多次试戴选择一个适合自己的手术方案。实际上,除了年龄因素之外,手术医生还会根据术前的屈光状态、术后是否容易屈光回退、手术目的和主视眼情况,以及工作、学习、生活中的用眼习惯和需求等多种因素,来综合分析并给出患者合理的建议,患者通过术前自己试戴的真实感受及医生给出的建议,最终决定手术方案,从而尽可能地达到个人比较理想的术后目标屈光状态。当然,在"足矫"的情况下,大多数人的术后视力都能达到 1.0 甚至以上;在"欠矫"的情况下,"欠矫"的眼睛术后视力很难达到 1.0,可能只能达到 0.8、0.6 甚至更低,具体需要看术前检查结果。

总之,术后视力的恢复情况,需要医生根据详细的术前检查结果才能基本确定,医生术前会根据多种因素来综合分析并制定合理的手术方案,以尽量达到比较理想的术后裸眼视力和目标屈光状态。

当然,术后的保养也非常重要,患者需遵医嘱用药并及时复查,合理用眼,这样术后视力才能得到有效保证。

91 做完近视手术后如果再次近视还可以再做近视手术吗？

做完近视手术后出现再次近视的可能性极小，但也不排除一些患者术后用眼过度、不注意用眼习惯，又出现新的近视。如果患者再次近视，经过术前检查，角膜剩余厚度足够安全的情况下可以通过再次激光手术矫正，如果剩余的角膜厚度不足以矫正新产生的近视，也可以通过选择有晶状体眼后房型人工晶状体（ICL）植入手术来矫正再次近视的度数。

做完半飞秒激光手术后患者如果感觉视远处不清楚，应该及时到医院进行视力检查，并进行医学验光，通常在散瞳的情况下才可以确定是不是真性近视，如果散瞳以后屈光度消失，这说明是视疲劳引起的，通过减少用眼，适当休息是完全能够恢复到正常状态的。但如果散瞳以后仍有 50 度，甚至 100 度及以上的近视或者散光，那都是不可逆的，当存在的屈光度明显对视力有影响时，可以通过两个方案进行矫正：一是配戴框架眼镜，二是再次进行近视手术矫正。前者大多数患者不容易接受，因为当初选择做近视手术就是为了摘掉眼镜，如果再次戴上眼镜会让患者有很大的心理落差，相对而言，第二个方案听起来更容易接受一些。半飞秒激光手术后再次发生近视，经过评估，手术后还剩余足够的角膜厚度，角膜形态正常，同时再次近视度数不高的情况下是可以通过再次激光手术解决的，手术过程是将之前制作的角膜瓣掀开，对角膜的基质层进行切削，去除部分角膜组织，从而能够改善角膜的屈光力，调整眼睛的焦点，达到矫正新产生的近视的目的。如果经过术前检查，角膜厚度不足够切削了，那么可以考虑通过ICL 植入手术矫正新产生的近视或者散光，ICL 植入手术就是在角膜边缘做一个微小切口，将特殊材料制成的人工晶状体植入在虹膜和自身晶状体之间,起到矫正视力的目的,它可用于矫正大范围的近视和散光,而无须去除或破坏角膜组织。

全飞秒激光手术后如果发生再次近视,可以考虑通过角膜表层激光手术、半飞秒激光手术或者 ICL 植入手术矫正,具体适合哪一种方式需要进行全面的术前检查才能确定。

ICL 植入手术后出现新的近视了,可以考虑将之前植入的人工晶状体取出,更换一枚更适合的度数的人工晶状体再次植入眼内。这种手术方式跟日常生活中配眼镜类似,当由于各种原因度数较之前加深了,那么目前的框架眼镜就不合适了,需要重新换一副新眼镜。ICL 植入手术的一个优势是手术是可逆的,可以随时将植入的人工晶状体取出,而不影响其他眼部结构。当然,如果患者本身的角膜厚度足够,而且再次近视的度数不高的情况下,也有机会通过角膜激光手术解决,前提是要经过详细的术前检查来评估。

92 做完近视手术后多久去医院复查?

严格的术后复查可以有效减少术后感染而维持长期稳定的视力效果。每次复查时间均有科学依据,比如激光类近视手术术后第一次复查是检查角膜瓣的愈合情况,术后 1 周左右,角膜瓣已基本愈合,术后反应得到缓解,医生将根据患者的恢复情况调整用药,而持续用药的时间一般为 2~3 个月,在这段时间内按时复查有助于医生实时跟踪你的眼部恢复情况,提出针对性的科学用眼建议。

全飞秒激光、半飞秒激光手术术后常规复查一年内有 6 次,分别是术后 1 天、术后 1 周、术后 1 个月、术后 3 个月、术后 6 个月和术后 1 年,其间有特殊情况可能需增加复查次数。

角膜表层激光手术后常规复查时间分别是术后 1 天、术后

3 天、术后 1 周、术后 1 个月、术后 2 个月、术后 3 个月、术后 4 个月、术后 6 个月、术后 1 年。角膜表层激光手术的主要特点是只用一种准分子激光同时去除角膜上皮和前部角膜基质层，完成角膜形态的改变，实现屈光矫正的目的。角膜表层激光手术仅以准分子激光就能完成整个手术，无须制作角膜瓣，适合绝大部分中低度近视和远视人群。更适用于 -6.00 D 以下的患者。

目前认为角膜表层激光手术是薄角膜患者最安全、最合适的选择，同时也是特殊人群如对抗性运动工作者、高危工作者及曾行眼部手术的患者的最佳选择。角膜表层激光手术后角膜上皮愈合需要时间，所以相比飞秒激光手术而言视力恢复相对较慢，容易产生角膜混浊，长时间使用激素类药物容易引起眼压升高，这也是比其他手术方式复查次数偏多的原因，每次复查医生都会根据患者眼睛恢复的具体情况提出合理的建议。

有晶状体眼后房型人工晶状体（ICL）植入手术后的常规复查时间分别是术后 1 天、术后 1 周、术后 1 个月、术后 3 个月、术后 6 个月和术后 1 年，1 年以后每年至少复查 1 次，以检测眼压、拱高的变化，必要的时候可能会增加复查次数。

93 如果做完近视手术后不能及时去医院复查怎么办？

一般近视手术后第 1 年需常规复查 6 次，即术后 1 天、1 周、1 个月、3 个月、半年、1 年。

首先，术后 1 天必须到为自己做手术的医院复查，以便医生能够详细了解术后情况，并指导术后用药及给予其他合理建议。如果出现角膜感染、角膜瓣移位、角膜层间异物等情况都可以得到及时的治疗，预后良好。如果不在做手术的医院复查，其他医院的医生可能不了解病情或者对特殊情况的处理不够专业，将可能会导致治疗延误或病情加重。

其次,术后早期的复查是非常重要的,并不是做完近视手术视力恢复良好就不用复查了,术后要关注伤口愈合情况,屈光度变化及视力波动情况,及时调整治疗方案,假如不能做到按时用药和复查,可能会对术后效果造成一定的影响。

最后,按时到为自己做手术的医院复查是最好的,假如患者确实没时间,复查时间可以提前或者错后几天,如果患者不在手术医院所在地,比如在异地求学、工作,也可以在当地医院进行术后复查。参考以前复诊时的检查项目完善检查并妥善保存复查结果。一般建议去往具备同等手术资质的医院就诊,例如接受了全飞秒激光手术,建议去同样开展全飞秒激光手术的医院眼科复查。如有疑问或者特殊病情,要及时与手术医院或者手术医生联系。

94 做完近视手术后会影响其他眼病的诊断和治疗吗?

近视手术主要包括角膜激光手术和人工晶状体植入手术两大类。角膜激光手术是通过激光精确切削角膜组织,改变角膜曲率,从而矫正近视、远视和散光。手术只在眼角膜部位进行矫正,并没有改变其他的眼球结构,因此手术不会增加患其他眼病的风险,也不会影响其他眼病的诊断。如果患者以后出现一些其他方面的眼部疾病,也是不会影响治疗的。但是近视手术后短期内,眼表仍处于修复阶段,不建议做眼整形手术,其他外伤性急诊手术除外。人工晶状体植入手术与角膜激光手术及其他切削角膜组织的手术方式不同,它不切削角膜,通过微创小切口将人工晶状体植入眼内,对角膜无损伤,手术后不影响其他眼部疾病的诊断,但是如果植入的人工晶状体影响到眼部疾病的治疗,可以随时将人工晶状体取出,再治疗其他疾病就可以了。

在做近视手术之前,患者都会严格按照相应标准进行 20 多项术前检查,排除手术禁忌证,在检查过程中会发现有部分患者存在不同程度的眼干燥症、眼睑疾病、眼底病变,尤其高度近视的患者眼睛容易伴随一些病理性的变化,如豹纹状的眼底、视网膜格子样变性,甚至有些患者在术前检查的时候发现有视网膜裂孔、视网膜脱离,一旦术前检查发现了这些问题,还可以及时得到治疗。

95 做完近视手术后近视复发该怎么办?

做完近视手术后会有复发(医学术语为屈光回退)的风险,但只有少数人会发生。屈光回退是指术后随着时间的推移(数月或数年),屈光度逐渐向术前同种屈光度转变,但最佳矫正视力多为正常。

角膜激光手术的原理是通过切削部分角膜组织,来改变角膜形状,达到矫正近视的目的。但因为去掉的角膜组织比较多,即高度近视的患者去掉的角膜组织相对多一些,角膜有可能具有增殖能力,会出现一定的回退,但不可能回退到以前的度数。另一种情况是,做完近视手术后又出现近视了,可能是因为近视还在发展,这种情况不是做完手术发生屈光回退,而是因为度数还在进展,出现了新的近视。如果不科学用眼,比如经常熬夜打游戏、通宵追剧等,还是会造成再次近视,但这并不是手术引起的。

总体而言,角膜激光手术较为安全,做完手术绝大多数患者具有稳定的视力,出现屈光回退或再近视的患者较少。如果患者再次出现近视,还想再次接受近视手术,经过术前检查角膜剩余厚度足够安全的情况下可以再次通过角膜激光手术矫正,如果剩余的角膜厚度不足以矫正新产生的近视,也可以通过选择有晶状体眼后房型人工晶状体(ICL)植入手术来矫正再次近视的度数。

96 做完近视手术后早期需要注意什么?

术后早期有些患者虽然视力恢复了,但是看东西还是有些模糊的感觉,还有些患者会出现看远处清楚,看近处不清楚的情况,这些都是正常现象,过一段时间会自行消失,不用过于紧张。术后避免长时间近距离工作、学习,电子产品(手机、电脑、平板等)尽量少看。术后早期有部分患者可能会有眼干的症状,这种情况也不用着急,补充人工泪液就可以缓解。

有晶状体眼后房型人工晶状体(ICL)植入手术、全飞秒激光手术、半飞秒激光手术后产生眼睛干涩的轻重程度不同,术后最不容易引起眼睛干涩症状的是有晶状体眼后房型人工晶状体(ICL)植入手术,其次是全飞秒激光手术,眼睛干涩症状最明显的是半飞秒激光手术,这是因为半飞秒激光手术术中损伤角膜神经相对较多,而全飞秒激光手术对角膜神经损伤少,而ICL植入手术基本不损伤角膜神经。当然这只是理论上的,其实近视手术后眼睛干涩的程度和持续时间跟平时的用眼习惯也有很大关系。

总结了几点术后早期的注意事项,希望可以帮助大家。

(1)遵医嘱用药

早期用药非常关键,可以预防感染,减轻炎症反应,缓解眼干涩、眼疲劳的症状。刚做完手术还要按时复查,根据复查情况及时调整治疗方案。

(2)保持眼睛局部的清洁

术后1周内眼睛不能进水避免感染,出门的时候有风沙可以戴护目镜。1个月内女士不可化眼部彩妆。

(3)注意合理用眼

大多数近视手术方式术后1～2天即可达到非常理想的视力,视力恢复后可以适当使用电子产品,但是不要长时间看手机、电脑,每间隔 30 分钟休息 5 ~ 10 分钟,合理用眼,劳逸结合。

（4）注意饮食健康

近视手术术后早期宜清淡饮食,多吃水果和绿色蔬菜,多吃富含蛋白质的食物,1 个月内尽量少吃或者不吃辛辣刺激食物,忌烟、酒。以上提醒的注意事项是针对大部分人的情况,每个人的情况不同,如果患者突然出现明显视力下降、眼痛等情况,应及时到医院寻求治疗。

97 做完近视手术后长期需要注意什么?

做完近视手术后长期要注意保护眼睛,患者虽然纠正了近视,可是原来近视给患者带来的改变仍然存在,比如眼轴的增长、眼底视网膜改变等,因此长期复查也是相当重要的。一般全飞秒激光、半飞秒激光手术建议术后 1 天、1 周、1 个月、3 个月、半年、1 年常规复查,有晶状体眼后房型人工晶状体(ICL)植入手术建议术后 1 天、1 周、1 个月、3 个月、半年、1 年常规复查,1 年以后每年定期检查至少 1 次。当然这也不是一成不变的,每个患者恢复的情况不一样,复查的时间点也是会相应改变的。一般术后 3 ~ 6 个月以后,患者的视力会趋于稳定,但仍然需要保持良好的用眼习惯,避免长时间用眼,术后根据医生建议定期复查,尤其是术前已经存在眼底病变的人群或高度近视的患者,术后需要定期复查眼底,一部分眼底病变在早期对视力没有任何影响,因此不容易引起大家重视,但是眼底疾病更应该做到早发现、早治疗,避免视力受到严重影响。高度近视患者本身眼底相比别人更脆弱一些,因此应该每年定期复查 1 次,发现问题及时对症治疗。另外,做过有晶状体眼后房型人工晶状体植入手术的患者,建议每年至少复查 1 次,监测拱高变化及眼压情况,尤其是年龄在 40 周岁以上的人群或者拱高偏低的患者,更应该定期复查。

再提醒大家一下，如果突然出现视力下降，要及时与主治医师联系，及时就医，以免耽误最佳治疗时机。术后要合理使用电子产品，注意休息，减少使用频率。

98 做完近视手术后患者可以自行离开医院吗?

刚做完近视手术，患者的眼睛会有不同程度的刺激症状和角膜水肿。如果患者术后眼部刺激症状较重，睁眼困难或看东西模糊，必须在家属或朋友陪同下才能离开医院。如果患者角膜刺激症状较轻并且角膜水肿不明显，眼睛能睁开，也能看得比较清楚，可以自行离开医院。

一般情况下，全飞秒激光手术的眼部刺激症状较轻，全飞秒激光手术是指整个手术过程利用飞秒激光完成，利用飞秒激光制作一个角膜基质内镜并取出，从而改变眼屈光状态。主要用于近视、散光的治疗，手术保留了角膜组织的完整性，使角膜的生物力学更加稳定，且无须制作角膜瓣，使术后并发症明显减少。手术后如果看得比较清楚且无眼部刺激症状的情况下可以自行离开医院。

半飞秒近视手术和角膜表层激光手术眼部刺激症状较明显。半飞秒激光手术，是通过飞秒激光制作角膜瓣，采用准分子激光切削角膜基质形成透镜来矫正近视。角膜表层激光手术是将角膜上皮去掉，然后对角膜比较表层的基质进行切削，这样就能改变角膜屈光度，从而矫正眼睛近视。

这两种手术方式相比全飞秒激光而言伤口更大，因此刺激症状会更明显，在麻醉药作用消失之前如果没有明显的眼部刺激症状，可以考虑自行离开医院，如果眼部刺激症状较明显，必须有家属或亲友陪同。

提醒大家一点，在角膜激光手术完成后，护士会为患者戴好透明眼罩,目的是保护眼睛,防止患者在睡着时无意识地揉眼睛、碰眼睛,刚做完手术患者看东西会有些模糊感(类似眼前有一层水雾一样),这是正常现象,无须紧张。手术后 1～2 个小时麻醉药作用会逐渐减退消失,这时患者可能会出现轻微的疼痛、流泪、畏光、异物感、酸胀等反应,这些不适感会在术后 6～8 小时逐渐减轻缓解。

温馨提示:手术当日如果患者没有家属陪同,手术后建议尽快回家,因为麻醉药作用消失后眼睛不舒服将无法自行离开医院。如果患者离开医院在回家的途中麻醉药作用消失,开始出现眼部刺激症状时,可能会不安全,因此,不管做哪种近视手术,都建议在亲友陪同下离开医院。

有晶状体眼后房型人工晶状体(ICL)植入手术就是在角膜边缘做一个微小切口,将特殊材料制成的人工晶状体植入在虹膜和自身晶状体之间,起到矫正视力的目的。ICL 植入手术后当日会用纱布包扎术眼,手术当天不能看东西,如果双眼在同一天进行手术,术后当日双眼都不能看东西,生活将无法自理,需要家属或朋友陪同,当日不可自行离开医院,因此,一般建议两只眼睛分两日完成,双眼在不同的日期进行手术时,术后应观察 4～6 小时,眼部情况稳定后可自行离院。

99 做完近视手术后是否需要其他治疗?如何治疗?

(1)术后用药

近视手术的术后用药种类及用药时长,因不同的手术方式而有所不同。常用药物有以下几种。

1)抗生素类滴眼剂:主要作用是杀菌和预防感染,如加替沙星眼用凝胶,从术前 3 天到术后 1 周使用。

2)激素类滴眼剂:常用的是氟米龙、氯替泼诺等,主要作用是减轻炎症反应以及抑制瘢痕生成,使用时间是术后第 1 天开始直至 1 个月左右,角膜表层激光手术需要用到 4 个月左右,具体需根据术后恢复情况调整,用药时间及方案存在个体差异,另外,每家医院可能有自己不同的经验。

3)人工泪液:起到预防和缓解眼睛干涩的作用,如玻璃酸钠滴眼液、聚乙烯醇滴眼液等,使用时间为术后 1 ~ 3 个月,术后复查时医生会根据眼干燥症情况增减。人工泪液的主要功能是润滑眼表,为治疗眼干燥症的一线用药,其作为对症治疗方法适用于各种类型的眼干燥症。目前研制的人工泪液可模拟泪膜的 1 种或多种成分,针对泪膜的 3 层结构进行定向补充,同时稀释眼表面的可溶性炎症反应介质。补充水液层人工泪液的主要成分包括玻璃酸钠、羧甲基纤维素、羟丙基甲基纤维素、聚乙烯醇、聚乙二醇及聚丙烯酸等,其主要作用为补充水分和润滑眼表。补充脂质层的人工泪液包括含有脂类成分和模拟脂质结构的人工泪液,主要作用是防止泪液蒸发,延长泪膜的涂布时间,维持泪膜的稳定性。此外,还有模拟黏蛋白结构、增加泪膜与角膜之间黏附性的含羟丙基甲基纤维素成分的人工泪液。人工泪液应根据眼干燥症的类型、程度以及患者使用的舒适度等因素进行个性化选择。轻度眼干燥症宜选择黏稠度较低的人工泪液,如 0.1% 玻璃酸钠、聚乙二醇、0.5% 羧甲基纤维素等,使用频率为每天 4 次。对于中、重度眼干燥症,宜选择黏稠度较高的人工泪液,如 0.3% 玻璃酸钠、1% 羧甲基纤维素、聚丙烯酸等,使用频率根据病情和症状适当增加或按需使用;同时可以选择不同种类人工泪液组合使用,如高黏稠度和低黏稠度人工泪液混合使用。对于睑板腺功能障碍等脂质层异常的眼干燥症,应优先选用含脂质成分的人工泪液。对于须长期及高频率(如每天 6 次以上)使用人工泪液者,应优先选择不含防腐剂的人工泪液。眼用凝胶、膏剂在眼表面保持时间较长,主要用于重度眼干燥症,但因会造成视力模糊及眼部不适,可选择在睡前应用。由于不同患者对不同种类人工泪液的舒适度感受存在个体差异,因此在遵循上述治疗原则的基础上,应选择患者舒适度和依从性好的药物。

4)眼用血清制剂:自体血清和小牛血去蛋白提取物眼部制剂含有各种生物活性成分,其作用为促进眼表上皮修复,改善眼表微环境,适用于伴有眼表上皮损伤及角膜神经痛等多因素中、重度眼干燥症。

5)其他药物:以上几种药物为术后常规用药,术后也会根据眼睛干涩情况用到一些其他药物,如免疫抑制剂,主要适用于伴眼部炎症反应的中、重度眼干燥症,尤其适用于免疫相关性眼干燥症。临床常用的其他药物包括他克莫司和环孢素A。环孢素A治疗眼干燥症的药物浓度为$0.05\% \sim 1.00\%$,使用频率多为每天2次,中长期维持用药可考虑0.05%环孢素。此外还有抗疲劳和降低眼压的滴眼剂,医生会在术后酌情使用。

（2）眼干燥症的治疗

引起眼干燥症的病因十分复杂,如不健康的生活习惯和(或)工作方式、年龄相关的内分泌因素、精神心理因素、环境污染、全身性疾病、眼局部病变、使用药物的影响等。每例患者的病因可能单一也可能多样,甚至是综合因素很难理清。治疗时应本着从易到难的原则,首先针对已知的相关因素进行治疗,如积极改善工作、生活环境,矫正屈光不正,增加有效瞬目,纠正不良的用眼习惯,减少电子产品的使用时间等;对于睑缘及眼表相关因素应标本兼治;对于因全身免疫性疾病或其他疾病引起的眼干燥症,应协同相关专科共同治疗原发病;对于需要长期应用眼用制剂者,应分析用药的必要性,给予合理和个性化的治疗方案。眼睛干涩的非药物治疗为眼干燥症的基础治疗,尤其对于脂质异常型眼干燥症及蠕形螨睑缘部病变者更为重要。

1)物理治疗:包括睑缘清洁、热敷熏蒸、睑板腺按摩等方法。

Ⅰ.睑缘清洁:清洁睑缘对治疗各种眼睑异常(尤其睑缘炎)相关眼干燥症非常重要,正确清洁睑缘可减少脂质等有害产物堆积,并清除螨虫等相关病原体。可根据具体情况应用适当浓度的婴儿沐浴露或含有次氯酸、茶树油及其衍生物4-松油醇、秋葵等具有抗炎、抗菌、抗寄生虫作用的眼部专业湿巾及清洗液常规清洁睑缘。对于考虑为睑缘细菌感染、局部炎症反应严重及蠕形螨感染较重者,可应用专用设备深度清洁睑缘,更加彻底清除睑缘睫毛根部的沉积物后,改为常规睑缘清洁,睑缘清洁后短期局部应用相应的抗菌药或含有糖皮质激素的眼膏,可抑制细菌、蠕形螨繁殖及炎症反应。

Ⅱ.热敷熏蒸:通过局部加热使黏稠度增高的睑酯重新具有流动性,利于排出以改善或恢复睑板腺腺体功能。建议热敷时睑板腺温度达到40~45 ℃,保持10~15分钟。患者可使用家庭用热敷物品,如热毛巾、热敷眼罩、加热蒸汽罩等。在医院应用专业的眼部熏蒸设备进行定期熏蒸,可更好地促进睑板腺睑酯的流动和排除。有条件的医院可以在中医医师的指导下,采用特殊中药,包括野菊花、桑叶、金银花和密蒙花等进行熏蒸。

Ⅲ.睑板腺按摩:睑板腺按摩包括家庭适用的手指按摩法和在医院进行的专业按摩法,如玻棒法、睑板垫法、子挤压法。基本原理是通过机械挤压睑板腺,疏通堵塞的睑板腺开口,排出睑板腺内的异常睑酯。手指按摩法经济、方便,患者可在家自己操作,但因挤压的力度有限,仅适用于轻度睑板腺阻塞者。专业睑板腺按摩适用于中、重度睑板腺阻塞者,因力度较大,挤压较为彻底,效果更好。对于睑板腺开口严重阻塞者,可用细的探针穿刺开口,以利睑板腺睑酯排出。

2)强脉冲光治疗:强脉冲光是一种相对较新的治疗睑板腺功能障碍导致脂质异常型眼干燥症的方法,其可通过减轻睑缘炎症反应、热效应、杀菌除螨以及光调节作用等,缓解睑板腺功能障碍及相关眼干燥症的症状和体征。

3)热脉动治疗:热脉动治疗可直接加热上、下眼睑的睑结膜面,同时在眼睑皮肤面对睑板腺进行脉冲式按摩。其独特的设计避免了治疗时对角膜及眼球加热和挤压,大大提高了治疗的安全性和患者的依从性,适用于脂质异常型眼干燥症。

4)泪道栓塞或泪点封闭:对于使用人工泪液难以缓解症状的中、重度眼干燥症,可考虑行泪道栓塞或泪点封闭。主要适用于水液缺乏型眼干燥症,对其他类型眼干燥症也有治疗效果,通过暂时或永久性封闭泪小点或泪小管,部分或全部封闭泪液排出通道,使自然泪液在眼表停留更长时间。泪道栓分为暂时性(可吸收型)和永久性(不可吸收型),一般尽量应用暂时性泪道栓和便于取出的永久性泪道栓。尤其对于疗效无法明确的患者,建议先选用暂时性泪道栓检测疗效后,再应用永久性泪道栓。所有患者在泪道栓塞前均应行泪道冲洗。泪小点封闭术为永久性封闭泪小点,适用于不能使用或不能耐受泪道栓的患者。

5)湿房镜:湿房镜适用于各种类型应用常规治疗方法效果不佳的眼干燥症患者。湿房镜通过提供一个密闭的空间,减少眼表暴露和空气流动所致的泪液蒸发,达到保存泪液、改善泪膜的目的。

6)治疗性角膜接触镜:高透氧的治疗性软性角膜接触镜和巩膜镜适用于伴角膜上皮损伤或非感染性睑缘病变的眼干燥症。可使用人工泪液保持角膜接触镜的湿润状态。治疗性角膜接触镜短期内可改善眼干燥症的症状和体征,但长期配戴存在感染风险,需严格按期复查并遵医嘱用药,密切关注角膜损伤情况。

7）不同严重程度眼干燥症的推荐治疗方案如下。

Ⅰ.轻度眼干燥症：进行健康宣传教育并改善环境、饮食，提高睡眠质量，减轻心理负担，增加运动锻炼；减少或停用具有不良反应的全身或局部药物；人工泪液按需使用；局部使用促进泪液分泌剂；必要时进行眼睑物理治疗。

Ⅱ.中度眼干燥症：在轻度眼干燥症治疗的基础上加用湿房镜；对合并眼表炎症反应者局部联合抗感染治疗；对水液缺乏型眼干燥症，在控制眼表炎症反应后行泪道栓塞。

Ⅲ.重度眼干燥症：在中度眼干燥症治疗的基础上，增加全身抗感染治疗、自体血清点眼、戴治疗性角膜接触镜，根据患者病情选择手术治疗。注意寻找可能合并的全身疾病，尤其是自身免疫病，给予多学科综合治疗。注意寻找可能导致眼干燥症加重的因素，如眼睑闭合不全、瞬目异常、严重睑板腺功能障碍等，给予相应治疗。

100 做完近视手术后视力能达到参军、考军校、考警校的标准吗？

近视手术是一种常见的矫正视力的治疗手段，术后可达到的视力通常可以通过术前检查来评估，参军、考军校和考警校通常有特定的视力要求，具体要求请参考当年的报考指南。

（1）参军的视力要求

根据《应征公民体格检查标准》，应征入伍的视力要求如下。

1）任何一眼裸眼视力低于4.5，不合格。

2）任何一眼裸眼视力低于4.8，需进行矫正视力检查，任何一眼矫正视力低于4.8或矫正度数超过600度，不合格。

3）屈光不正经准分子激光手术（不含有晶状体眼人工晶状体植入手术等其他术式）后半年以上，无并发症，任何一眼裸眼视力达到4.8,眼底检查正常,除特殊条件兵外合格。

(2)考军校的视力要求

1)双眼中任何一眼裸眼视力小于4.5,不合格。

2)下列情况合格:①双眼中任何一眼裸眼视力小于4.8时,需进行矫正视力检查,双眼中任何一眼矫正视力均在4.8以上且矫正度数均在600度以下;②双眼中任何一眼行激光手术(有晶状体眼人工晶状体植入手术除外),术后时间在半年以上,手术眼裸眼视力4.8以上,无并发症,且眼底检查正常;③双眼中任何一眼行激光手术(有晶状体眼人工晶状体植入手术除外),术后时间在半年以上,无并发症,且眼底检查正常,但手术眼裸眼视力小于4.8的,需进行矫正视力检查,双眼中任何一眼矫正视力均在4.8以上且矫正度数均在600度以下。

(3)考警校的视力要求

1)裸眼视力标准:报考公安类、警察类院校(如公安专业、刑事侦查等),多数要求单侧裸眼视力不低于4.8(约近视300度以内)。部分特殊专业(如网络安全与执法、法医学等)可能放宽至矫正视力达标即可,但需以具体院校招生简章为准。

2)矫正视力与手术限制:若裸眼视力未达标,可通过激光手术矫正,但需注意两点:一是手术需在体检前半年完成,并提供医院证明;二是矫正后视力需稳定达到4.8及以上,且无并发症。配戴角膜塑形镜(OK镜)或软性角膜接触镜通常不符合要求。

国家《应征公民体格检查标准》明确规定,屈光不正(含近视、散光、远视)患者经准分子激光手术后,视力达到相应标准,合格。通过近视手术矫正视力后,可以参加多种考试和应征入伍。但一定要注意提前做准备,一来是为手术预留充足的恢复时间,二来近视手术必须进行详细完整的术前检查,需要排除手术禁忌证,看自己是否适合近视手术,以及适合何种手术方式。医生建议,最好提前半年做角膜激光手术,或者提前咨询、预约,预留充足时间,以免临近检查才发现手术禁忌证,因此而错过参军、考军校、考警校等机会。

（江慧娟　郑君君）

《呵护眼健康
一年一眼检》
科普歌

什么是近视
防控"一增
一减"